24,80   11.94F.

Gymnastik in der Badewanne

INHALT

Vorwort 7

Teil I – Die Übungen für alle, die keine Zeit für Sport haben . 11

  Hat ein Hering Rückenschmerzen? 11
  Hat ein Mensch Rückenschmerzen? 15
  Trainingscenter Badewanne 17
  Rückengymnastik in der Badewanne 20
    Lockerung der gesamten Wirbelsäule 21
    Training der Bauchmuskulatur 26
    Training der Rückenmuskulatur 42
    Training der Schultermuskulatur 49
    Training der Halswirbelsäule 61
    Nach den Übungen 66
  Bewegung ist Leben 68
  Sie haben nur eine Wirbelsäule – tun Sie etwas für sie! ... 70
  Gymnastik bei Haus- und Gartenarbeit 73
    Bücken Sie sich richtig? 74
    Sind Ihre Bewegungen harmonisch? 77
    Suchen Sie richtig? 80
    Das Staubsauger-Ballett (auch für Rasenmäher geeignet) 82
    Nehmen Sie zum Bügeln den Kochtopf? 85
    Kaufen Sie richtig ein? 86
    So schlagen Sie Kapital aus Wartezeiten 88
    Liegen Sie richtig? 90

Teil II – Die Ernährung für alle, die keine Lust
       zu Diäten haben 91

  Gesunde Ernährung 91
  Wollten Sie nicht immer schon gesund und schlank sein? . 93
  So essen Sie sich gesund 95
    Fett – die Kalorienbombe 96

Eiweiß – der Aufbaustoff 97
　　　Kohlehydrate – die Energiebrennstoffe 99
　　　Das sollten Sie außerdem wissen 101

Teil III – Alles, was Ihrer Wirbelsäule hilft 105
　　Das können Sie sonst noch tun 105
　　　Akupunktur 107
　　　Ohrakupunktur 109
　　　Akupressur 111
　　　Entspannungstechniken 112
　　　Homöopathie 114
　　　Physiotherapie 116
　　　Medikamente 119
　　　Operationen 121
　　　Andere Methoden 122
　　Was tun bei akuten Rückenproblemen? 123

VORWORT

Ich bin ein ganz gewöhnlicher berufstätiger Mensch, wie Sie wahrscheinlich auch. Weder laufe ich mit Pfeil und Bogen dem fliehenden Wild nach, noch sammle ich in stundenlangen Fußmärschen Beeren fürs vegetarische Neandertal-Abendessen.

Ich gehöre aber leider auch nicht zu der Spezies sportlicher Menschen, die Jagd und Beerensammeln durch emsiges Joggen oder Strampeln auf dem Heimfahrrad ersetzen. Dazu habe ich keine Zeit.

Bis zu meinem vierzigsten Lebensjahr gab es keine weiteren Schwierigkeiten. Ich hatte zwar schon einige Laborbehandlungen wegen kleinerer Wehwehchen hinter mir, aber das beunruhigte mich noch nicht.

Letztes Jahr hörten allerdings die Schmerzen im Schulterbereich auch nach Ultraschall- und diversen anderen Laborbehandlungen nicht mehr auf. Mein Orthopäde schickte mich zum Röntgen, man entdeckte dort Schäden an den Bandscheiben und Wirbeln und schickte mich auf Kur.

Ich war beileibe nicht die Älteste dort, aber auch nicht die Jüngste. Es gab Leidensgenossinnen und „Kurschatten" zwischen 25 und 75. Man verordnete mir Gymnastik im Heilwasser, Unterwassermassage und Gruppenübungen sowie galvanische Behandlungen. Nach drei Wochen fuhr ich mit einem neugekauften Heilgymnastikbuch nach Hause, voll der guten Vorsätze.

Sofort meldete ich mich bei einer Physiotherapeutin zur Nachbehandlung und Erlernung einer wirbelsäulenschonenden Haltung. Dort kam ich zweimal wöchentlich – es war noch Winter – verfroren an, machte nach Anleitung eine knappe Stunde Bewegungsübungen auf Kosten der Krankenkasse und eilte anschließend zur Arbeit. Ich hatte nicht gerade das Gefühl, daß die Behandlung wirklich erfolgreich war, und nahm mir vor, nach deren Abschluß zu Hause weiterzumachen.

Es ging mir, wie es Ihnen wahrscheinlich auch schon oft gegangen ist: Der Alltag fraß mich auf. Ich bin einfach nicht dazu geschaffen, morgens eine halbe Stunde früher aufzustehen und meinen Ehemann mit gymnastischen Übungen vor dem offenen Fenster zu ergötzen. Ich habe keine Sammlung von Heilbehelfen zu Hause und kein Warmwasserschwimmbad, in dem ich morgens Wassersport treiben könnte.

Bin ich also dazu verdammt, langsam, aber sicher ein Krüppel zu werden? Ich überlegte krampfhaft, wie ich mir körperliche Schmerzen im wahrsten Sinne des Wortes vom Hals schaffen kann, und besprach meinen Fall mit Doktor Alexander Sattler, dem späteren Co-Autor dieses Buches. Er empfahl mir, die wieder aufgetretenen Schmerzen durch Akupunktur behandeln zu lassen, und brachte mir gleichzeitig autogenes Training bei. Er bestärkte mich auch darin, mir selbst Gedanken zu machen, wie ich mein Leben anders gestalten könnte, um künftig Probleme zu vermeiden.

Die Lösung für mein Problem und die Idee zu diesem Buch kam mir an einem kalten Aprilabend in der Badewanne. Warum sollte ich die Bewegungsübungen, die mir auf der Gummimatte der Physiotherapeutin zu schwer gefallen waren, nicht im warmen Wasser ausprobieren? Entstanden ist das Buch dann in einer Art Workshop zwischen Arzt und Patientin: Ich habe mich eingehend über alle Möglichkeiten der Heilgymnastik bei Rückenproblemen informiert, sie in der Badewanne ausprobiert und adaptiert. Der Neurologe Doktor Sattler hat diese Übungen anhand seiner Erfahrungen mit bewegungsgestörten Patienten kontrolliert und die wissenschaftliche Grundlage sichergestellt.

Damit haben wir gleichzeitig ein Musterbeispiel geschaffen, wie das Verhältnis Arzt – Patient aussehen sollte: Der „mündige" Patient, der sich selbst um sein Wohlergehen kümmert und nicht zum willen- und gedankenlosen Pillenschlucker degeneriert, auf der einen Seite und der beratende, für die medizinische Richtigkeit sorgende Arzt auf der anderen Seite.

Ein Buch ist für mich im Grunde ein Brief, der Brief eines Menschen an viele Menschen. Sie, lieber Leser, werden eigene Erfahrungen und Meinungen haben und eventuell Probleme, die wir in diesem Buch nicht ausreichend behandeln konnten. Versuchen Sie, mit Ihrem Arzt ein ähnliches Verhältnis aufzubauen, arbeiten Sie gemeinsam an Ihrem Problem. Kein Arzt kann in Sie hineinsehen, aber andererseits sollten Sie nie ohne Arzt versuchen, mit dem kostbarsten Gut, das Sie haben – mit Ihrer Gesundheit –, herumzuexperimentieren.

TEIL I
DIE ÜBUNGEN FÜR ALLE, DIE KEINE ZEIT FÜR SPORT HABEN

HAT EIN HERING RÜCKENSCHMERZEN?

Wenn man die Wartezimmer von Ärzten und physikalischen Labors kennt und sich vor Augen führt, wie viele Menschen Probleme mit ihrem Bewegungsapparat haben, dann kommt man leicht zu dem Schluß, daß der Mensch eine Fehlkonstruktion ist bzw. daß er sich auf eine Weise bewegt, die seinem Körperbau nicht mehr entspricht.

Es scheint fast, als hätte nicht der Turmbau zu Babel Gott erzürnt, sondern die Anmaßung des Menschen, aufrecht zu gehen und sozusagen in den Himmel zu wachsen.

Die Strafe folgte auf dem Fuß: Beschwerden vom Jugendlichen bis zum Greis!

Die einzigen Lebewesen dieser Erde, die hinsichtlich des Körperbaus ganz an ihre Bewegungsart angepaßt sind, scheinen Meerestiere und Fische zu sein, und die Frage: „Hat ein Hering Rückenschmerzen?" ist leicht zu beantworten: nein! (Jedenfalls hat noch keiner geklagt . . .) Aber im Ernst:

Sehen Sie sich das Grundskelett des Fisches einmal genau an. Die Rückensaite liegt elastisch in der Mitte des Körpers, flexibel kann sie jede Bewegung des Herings mitmachen und verleiht seinem Körper dennoch eine gewisse Stabilität, die ihm das Schwimmen erleichtert. Tragen muß diese Frühform unserer Wirbelsäule das Gewicht des Fisches allerdings nicht, das Wasser nimmt ihr diese Arbeit ab.

Ganz anders ist die Situation bei den Landtieren, und geradezu dramatisch wird die Beanspruchung der Wirbelsäule beim Menschen: Als die Lebewesen vor Millionen Jahren begannen, auf ihren Flossenstummeln an Land zu krabbeln, verlagerte sich – vereinfacht ausgedrückt – die Wirbelsäule aus der Körpermitte an die Peripherie des Körpers. Wie eine Hängebrücke spannte sie sich von den vorderen zu den hinteren Extremitäten, und vier Beine stemmten sie der Erdanziehung entgegen. Bevor sich ein Säugetier überhaupt vorwärts bewegen kann, muß es den Rumpf über den Boden erheben. Denken Sie nur an die rührenden Versuche eines neugeborenen Fohlens, sich auf seine vier wackligen Beine zu stellen! Erst danach beginnt der Balanceakt des Gehens und Laufens.

Und der Mensch? Er benützt die Wirbelsäule, um aufrecht zu gehen. Das ist etwa so, als würde man die erwähnte flexible Hängebrücke plötzlich als Leiter verwenden und sie am oberen Ende nicht abstützen.

Selbst das einfache, aufrechte Stehen bedeutet harte Arbeit für den Körper, und die Kunst des Gehens kostet uns ein bis eineinhalb Jahre Lehrzeit! Und sogar dann fallen wir noch häufig auf die Nase. Gehen, so einfach es uns später erscheint, ist in Wahrheit ein so komplizierter Vorgang, daß es bis jetzt größte Schwierigkeiten macht, einen Roboter zu konstruieren, der den menschlichen Gang exakt nachahmen kann. Das Eigengewicht des Körpers wird entgegen die Schwerkraft der Erde gehalten und gleichzeitig ausbalanciert, alles mit Hilfe dieser fragilen Wirbelkörper, die ohne die entsprechende Halterung nur ein Häufchen weißer, bizarr geformter Knochen wären.

Und damit kommen wir zum Kernpunkt: Nicht nur die Knochen halten den Menschen aufrecht, es sind auch die Muskeln, die Sehnen, die Bänder und letztendlich sein Gehirn, das Nervenzentrum, das als Kommandozentrale jede Bewegung steuert. Hirninfarkt-Patienten zum Beispiel, deren Gehirnfunktionen gestört sind, können die einfachsten Bewegungen nicht mehr ausführen, obwohl ihr Bewegungsapparat physisch in Ordnung ist.

Halten Sie sich also immer vor Augen: Ihr Skelett ist nur ein wackliges Gerüst, das zusammenfallen würde, wenn Sie nicht durch entsprechende Ernährung und durch ständiges Training Muskeln um dieses Gerüst gebaut hätten.

Kinder bewegen sich ununterbrochen und trainieren dadurch permanent ihre Muskulatur. Der erwachsene „Wohlstandsmensch" hingegen sitzt zu oft und zu lange, bewegt sich zu wenig und ißt im Verhältnis zum Kalorienverbrauch des Körpers viel zuviel. Die Langzeitfolgen sind unausweichlich: Probleme mit dem Bewegungsapparat und insbesondere mit der Wirbelsäule.

Schauen Sie sich bitte die zwei nachfolgenden Skizzen an, und Sie sehen deutlich, worauf es ankommt:

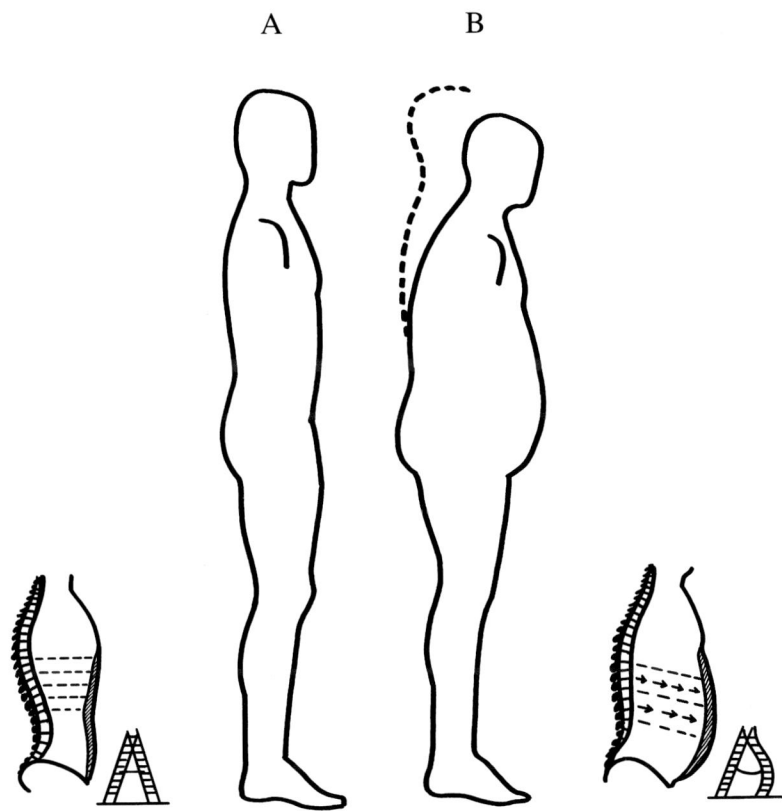

Skizze A zeigt einen gut durchtrainierten Körper. Warum wirkt dieser Körper auf uns gesund und harmonisch? Rückenmuskulatur und Bauchmuskulatur befinden sich in einem ausgewogenen Verhältnis zueinander. Sie halten den Rumpf wie die zwei Teile einer Stehleiter und stützen ihn sicher. Der junge oder trainierte Körper besitzt noch straffe Muskeln mit allseitig gleichmäßiger Tonisierung, also einem harmonisch labilen Spannungszustand. Dies ermöglicht dem Menschen scheinbar mühelos, seinen Körper aufrecht zu halten und darauf den Kopf zu balancieren – sowohl beim Stehen als auch bei der schwierigen Arbeit des Gehens.

Nun betrachten Sie bitte die Skizze B:

Was ist aus der straffen Bauchmuskulatur geworden, die eigentlich die zweite Hälfte der Stehleiter sein sollte? Der Bauch hängt schlaff nach vorne. Mit Fettpolstern zusätzlich beladen, stützt er die Wirbelsäule nicht, sondern er belastet sie! Würden Sie es wagen, auf solch eine Leiter zu steigen?

Die übermäßige Belastung der Wirbelsäule durch eine erschlaffte Bauchmuskulatur (verbunden mit Übergewicht und Fehlhaltung) bringt es mit sich, daß sich die Rückenmuskulatur in ihrem Bestreben, den Körper aufrecht zu halten, immer mehr dehnt und sich schließlich stellenweise verspannt.

Die Folgen können katastrophal sein: Migräne, sogenannte Kreuzschmerzen, Ausstrahlungsschmerz und Gefühlsstörungen in Armen und Beinen.

HAT EIN MENSCH RÜCKENSCHMERZEN?

Während wir die Frage „Hat ein Hering Rückenschmerzen?" getrost mit Nein beantworten können, kennt die Frage „Hat ein Mensch Rückenschmerzen?" nur eine Antwort: Und wie!

Jeder dritte Erwachsene (rund zwei Millionen Österreicher) leidet permanent oder zeitweise unter Schmerzen, hauptsächlich im Halswirbel- und Lendenwirbelbereich. Viele Menschen haben Beschwerden, die sie vorerst gar nicht mit der Wirbelsäule in Zusammenhang bringen: Schmerzen im Unterleib zum Beispiel werden bei Frauen nicht immer von gynäkologischen Problemen verursacht, sondern häufig von der Wirbelsäule. Gefühlsstörungen in Händen und Füßen sind nicht immer auf schlechte Durchblutung zurückzuführen, sondern entstehen auch durch irritierte Nerven im Wirbelsäulenbereich.

Ein Drittel der Bevölkerung braucht regelmäßig ärztliche Hilfe, oft schon ab dem dreißigsten Lebensjahr. Die Kuranstalten sind voll, die Krankenkassen stöhnen: Rheumatische und degenerative Erkrankungen des Bewegungsapparates stehen an vorderer Stelle als Grund für Krankschreibungen und im Ausgabenbereich.

Sie glauben, das käme von der Überalterung unserer Gesellschaft? Mitnichten, die Wirbelsäule weist bei vielen Menschen schon nach dem zwanzigsten Lebensjahr degenerative Erscheinungen auf, der tatsächliche Knochen- oder Bandscheibenschaden ist bis zum vierzigsten Lebensjahr allerdings noch relativ selten.

Woher also kommen *Ihre* Rückenbeschwerden, wenn Sie erst dreißig sind?

Ganz einfach: Auch Sie haben verspannte Rückenmuskeln, und zwar hauptsächlich aufgrund von Fehlhaltungen und Bewegungsarmut. Beobachten Sie sich doch einmal einen Tag lang! Kontrollieren Sie, wie lange Sie täglich sitzen, wie selten Sie sich aufraffen, zu Fuß zu gehen oder eine Treppe zu steigen, wenn es auch einen Lift gibt. Belasten Sie Ihre Wirbelsäule im Beruf vielleicht einseitig? Machen Sie Ihre häuslichen Arbeiten in einer unnatürlichen und anstrengenden Position (zum Beispiel, weil die Arbeitsflächen zu niedrig sind)? Oder stehen Sie unter starker seelischer Belastung? Auch das fördert die Verspannung Ihrer Rückenmuskulatur.

Und schließlich kommt noch ein Faktor hinzu: das Übergewicht. Wenn Sie wie ein moderner Mensch leben, dann haben Sie zwangsläufig Probleme mit Ihrem Stützapparat. Da hilft im Grunde kein Jammern und keine Kur einmal im Jahr.

Da hilft nur tägliches, gezieltes Muskeltraining!

Wann soll ich das machen? werden Sie sich fragen. Sie sind doch so beschäftigt! Viele Leute schieben gute Vorsätze vor sich her bis zum Pensionsantritt und stellen dann erstaunt fest, daß sie ihre nun gewonnene Freiheit gar nicht mehr richtig nützen können, weil gesundheitliche Probleme sie mit sechzig bereits zwingen, von einem Kurort zum anderen zu reisen anstatt nach Hawaii.

Es ist zwar unangenehm, wenn man die ersten Alterserscheinungen an sich selbst entdeckt. Aber man muß die Dinge positiv sehen: Eines Tages, gemütlich in der Badewanne sitzend, bemerkte die Autorin dieses Buches, daß sie die Zeitung nicht mehr ohne Brille lesen konnte, nicht mal, wenn sie die Arme ausstreckte. Das Vergnügen, in der Wanne zu schmökern, war also dahin, weil durch eine beschlagene Brille buchstäblich getrübt! Da fiel ihr die Mahnung ihres Kurarztes ein, regelmäßig Bauch- und Rückenmuskulatur zu trainieren. War die Badewanne nicht der ideale Platz dafür?

Schließlich werden in jedem Heilbad schmerzende Gelenke in warmen Wannenbädern beweglicher gemacht. Warum also sollte man Übungen, die auf der Gummimatte Schwierigkeiten bereitet hatten, nicht in der Wanne probieren?

TRAININGSCENTER BADEWANNE

Es gibt im Grunde keine Entschuldigung für mangelnde Spannkraft, es gibt nur verpaßte Gelegenheiten für tägliche Übungen. Eine dieser Gelegenheiten ist zum Beispiel die Zeit, die Sie in der Badewanne sitzen. Gerade beim Baden sollten Sie sich nur mit sich selbst befassen – und nicht mit der Zeitung.

Die Autoren dieses Buches haben sich eingehend mit allen Möglichkeiten der Heilgymnastik beschäftigt. Aus den Standardübungen, die von Ärzten und Physiotherapeuten empfohlen werden, wurden für die Badewanne geeignete Übungen ausgewählt und an die neue Situation angepaßt. Einige Übungen wurden auch speziell für die Badewanne entwickelt.

Aus ärztlicher Sicht hat die Gymnastik im warmen Wasser der Badewanne entscheidende Vorteile:

- Der Körper wird viel schneller aufgewärmt. Die Aufwärmzeit beträgt auch für leichten Sport normalerweise 20 Minuten. Erst dann ist der Körper soweit durchwärmt, daß er ohne Schaden für die Muskeln voll agieren kann. In der Badewanne bei 37 Grad warmem Wasser braucht der Körper nicht mehr als fünf Minuten, bis er total durchwärmt ist.
- In der Badewanne ist der Mensch allein, er kann sich besser entspannen und ist innerlich viel mehr bereit, sich mit dem eigenen Körper zu beschäftigen.
- In der Badewanne ist der Körper durch den Auftrieb des Wassers leichter. Jede Bewegung läßt sich harmonischer und gefahrloser für die Bandscheiben ausführen, die Muskulatur wird dabei aber fast genauso effizient trainiert wie auf dem Trockenen.
- Der besondere Vorteil des warmen Wassers besteht allerdings darin, daß kleine Fehler im Bewegungsablauf keinen Schaden anrichten können, weil der Körper durchwärmt und elastisch ist.
- Es gibt keinen Muskelkater!

Wichtig: Die nachfolgenden Übungen helfen, *Schmerzen, deren Ursache bereits medizinisch abgeklärt ist,* zu mindern und künftigen Beschwerden vorzubeugen.

Kein Wirbelsäulentraining kann allerdings bereits bestehende Schäden an Knochen und Knorpeln wiedergutmachen. Deshalb sind diese Übungen besonders zur Vorbeugung gedacht, um Ihre Muskulatur so zu kräftigen, daß Schäden an den Bandscheiben und Wirbelkörpern erst gar nicht entstehen können. Klären Sie auf jeden Fall mit Ihrem Arzt den Zustand Ihrer Wirbelsäule (etwa durch Röntgen) ab, falls Sie bereits Beschwerden haben. Ihr Arzt wird Ihnen sagen, ob Sie diese allgemeinen Kräftigungsübungen trotz Ihrer Probleme gefahrlos ausführen können, oder ob Sie eine Spezialgymnastik brauchen, die Ihnen nur ein geprüfter Physiotherapeut beibringen kann.

Was sollten Sie bei Ihrer Wassergymnastik beachten?

- Selbstverständlich ist es empfehlenswert, vor Beginn der Gymnastik mit einem Arzt zu sprechen oder die Übungen bei einem Physiotherapeuten auf dem Trockenen zu erlernen. Bei Schmerzen brechen Sie die Übung bitte sofort ab.
- Das Wasser sollte etwa 33 bis 37 Grad haben, je nachdem, wie Sie es gewohnt sind. Die Raumtemperatur soll angenehm warm sein.
- Die Badewanne sollte etwa bis zur Hälfte (oder etwas höher) mit Wasser gefüllt sein.
- Wenn Sie zweimal pro Woche üben, wird sich der Erfolg bald einstellen.
- Wiederholen Sie jede Übung dreimal, sofern es nicht anders angegeben ist.
- Üben Sie nur, solange Sie das Wasser als warm empfinden. Waschen Sie sich erst nach den Übungen.
- Eine Gleitschutzmatte auf dem Wannenboden – wenn Sie sie nicht ohnehin schon haben – sollten Sie sich auf jeden Fall kaufen. Die Matte gibt Ihnen einen besseren Halt, insbesondere, wenn Sie einen Badezusatz verwenden.

- Es ist nicht nötig, daß Sie jeweils alle Übungen machen. Wichtig ist die genaue Ausführung.
- Wenn Sie unter Krampfadern leiden, sollten Sie Wannenbäder im allgemeinen nicht zu lange ausdehnen. Bevorzugen Sie die Übungen, bei denen die Beine hoch gelagert werden.
- Wenn Sie in der Halswirbelsäule bei jeder Bewegung ein leichtes Knacken spüren, wenden Sie sich bitte an einen Orthopäden. Sie haben möglicherweise schon einen Schaden an einem Wirbel, und der Arzt wird Ihnen sagen, welche Bewegungen Sie unbedingt meiden sollten.
- Die Bewegungsfreiheit ist in manchen Badewannen begrenzt. Absolvieren Sie eben nur jene Übungen, die Ihren räumlichen und körperlichen Verhältnissen entsprechen.
- Lange Haare stecken Sie besser hoch, damit sie nicht naß und dann unangenehm kalt werden. Eventuell Badehaube aufsetzen.
- Essen Sie vor dem Bad etwa zwei Stunden nichts oder nur wenig.
- Atmen Sie während der Übungen so gleichmäßig wie möglich weiter. Sie sollen Ihre Muskeln anspannen und nicht den Atem anhalten.
- Üben Sie sehr bewußt. Erleben Sie, welche Muskeln sich anspannen, welche locker werden, damit Sie ein Gefühl für die Reaktionen Ihres Körpers bekommen.
- Belohnen Sie sich für Ihre Leistung, indem Sie sich selber loben. Reden Sie sich laut gut zu, und bestätigen Sie sich selbst, daß Sie gesund und fit sind.
- Nach dem Bad sollten Sie für ca. zehn Minuten ins Bett gehen und ausruhen.
- Diesem Buch ist eine Karte mit den wichtigsten Übungen beigelegt. Sie können diese Karte an einem selbsthaftenden Haken an die Wand neben der Badewanne hängen. So haben Sie die wichtigsten Übungen immer vor Augen.

RÜCKENGYMNASTIK IN DER BADEWANNE

Der erste Schritt ist die Entspannung. Stellen Sie sich vor, Sie sind ein Kind im Mutterleib, das seine ersten Bewegungsversuche macht, wohlig warm und geborgen: in einem Element, aus dem wir vor Millionen Jahren gekommen sind – dem Wasser.

Lassen Sie sich fallen. Lassen Sie locker. Alle Spannungen lösen sich auf. Versuchen Sie, Ihren Körper bewußt zu spüren und zu erleben. Ist Ihnen nicht bei all der Arbeit, die Sie täglich bewältigen, eines der wichtigsten Gefühle abhanden gekommen: die Freude am eigenen Körper?

Stellen Sie sich Ihre inneren Organe vor: Jedes einzelne funktioniert jahrzehntelang, wie gedankenlos Sie auch immer mit sich umgehen. Sehen Sie Ihr Herz vor sich, wie es unablässig pumpt und Sie am Leben erhält? Danken Sie Ihrem Herzen, betrachten Sie es sozusagen mit Liebe.

Versprechen Sie Ihrem Magen, bewußter und gesünder zu essen. Danken Sie Ihrer Leber, falls sie bis jetzt Ihre Alkoholsünden anstandslos verziehen hat, und versprechen Sie Besserung ... Stellen Sie sich Ihre Gelenke vor, die vielleicht schon vierzig Jahre fast beschwerdefrei ihre Dienste leisten, tagein, tagaus. Wo haben Sie im technischen Bereich je solche Scharniere gesehen?

Ihr Körper ist ein Wunder, ein Wunder der Natur, über das Sie täglich hinwegsehen in Ihrem Bestreben, im Leben nichts zu versäumen. Das Leben aber, das sind Ihre Organe. Ihre Zellen, die Ihr geistiges Wollen erst möglich machen.

Begegnen Sie diesem wunderbaren Körper mit Respekt. Gönnen Sie ihm gesunde Ernährung, ausreichend Bewegung und Entspannung, hier und jetzt.

LOCKERUNG DER GESAMTEN WIRBELSÄULE

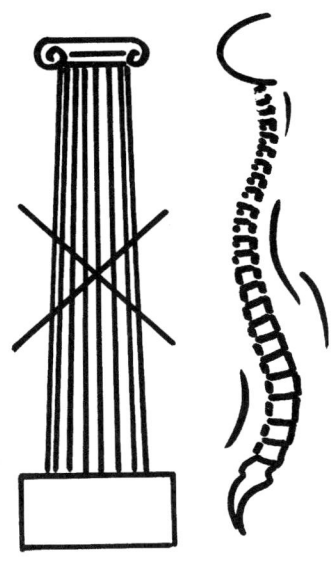

Das Wort Säule zeigt schon, welch falsche Vorstellung wir von unserem Rückgrat haben: Im Sprachgebrauch wird die Wirbelsäule als etwas Starres bezeichnet, und man stellt sich automatisch so etwas Ähnliches wie eine dorische Säule vor.

Eine festgefügte Säule ist die Wirbelsäule aber keineswegs. Sie ist vielmehr ein bewegliches, filigranes Wunderwerk der Natur und praktisch eine Aneinanderreihung von vierundzwanzig Wirbelkörpern mit Gelenkflächen. Wie jedes Gelenk muß auch die Wirbelsäule regelmäßig bewegt und gelockert werden, um funktionsfähig zu bleiben.

Erfahrungsgemäß nimmt man aus Büchern immer nur wenige der angebotenen Anregungen wirklich auf. Bitte achten Sie darauf, daß in den Übungen, die Sie aus diesem Buch übernehmen, die ersten vier Lockerungsübungen für die gesamte Wirbelsäule enthalten sind!

ÜBUNG 1

Lockerung der gesamten Wirbelsäule

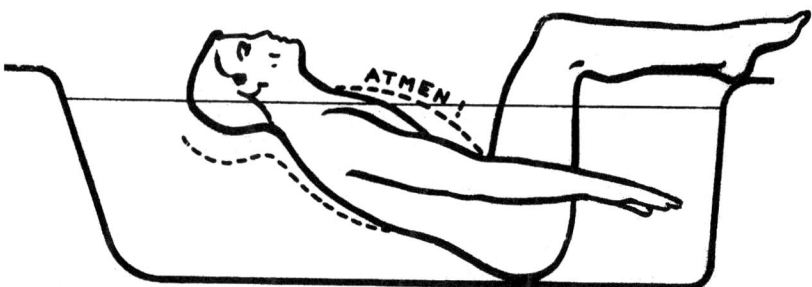

Diese Übung ist gleichzeitig die *Grundstellung* für die drei nachfolgenden Übungen.

Sie legen beide Beine auf den Wannenrand und rutschen mit dem Po so weit vor, daß Ihr Oberkörper frei im Wasser schwimmen kann, ohne daß der Kopf den Wannenrand berührt. Die Hände legen Sie leicht auf den Wannenboden oder lassen sie seitlich neben dem Körper schwimmen. Spüren Sie, wie leicht Ihr Körper im Wasser ist, wie unbelastet Ihre Wirbelsäule schwebt.

Atmen Sie ruhig und tief. Keine Angst, der Kopf geht nicht unter. Sie machen diese Bewegung unbewußt manchmal beim Haarewaschen in der Wanne, wenn Sie den Schaum ausspülen. Ihr Brustkorb dehnt sich beim Einatmen, die Muskeln geben mühelos nach im warmen Wasser. Das ist Balsam für Ihre malträtierten Bandscheiben, die dauernd unter Druck stehen.

Machen Sie diese Grundübung, so lange Sie wollen. Sie können die Beine auch anwinkeln und die Füße auf den Wannenboden stellen.

ÜBUNG 2

Lockerung der gesamten Wirbelsäule

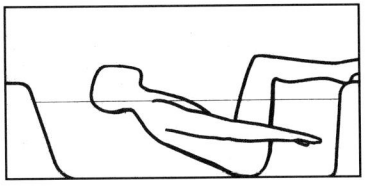

1. Grundstellung

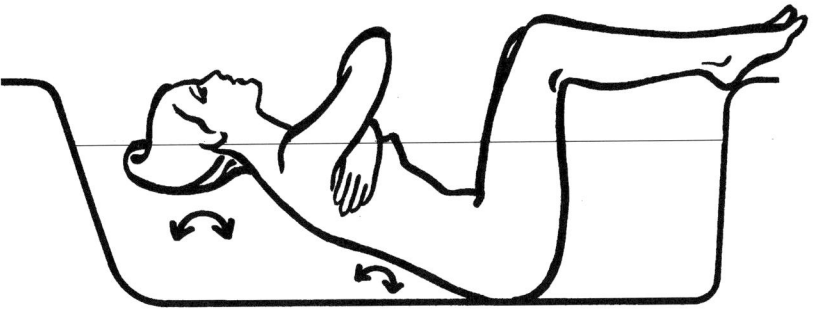

2. Sie kreuzen die Arme vor der Brust und legen die Hände dabei flach an den Körper, als wollten Sie Ihren Brustkorb halten.

Nun verschieben Sie langsam den Brustkorb in kleinen Pendelbewegungen, einmal nach links unten und dann nach rechts unten, nicht mehr als drei Zentimeter. Das lockert die Wirbel des Brust- und Hüftbereiches. Machen Sie die Übung nicht ruckartig, sondern pendeln Sie sanft vor sich hin. Sie können auch etwas schneller werden und die Bewegung dann wieder abklingen lassen. Dauer der Übung: eine Minute.

Variante: Sie lassen den Körper mit verschränkten Armen jeweils einmal nach rechts und einmal nach links an den Wannenrand pendeln, stoßen sich dort leicht wieder ab usf.

Sie können dabei auch die Beine angewinkelt auf den Wannenboden stellen.

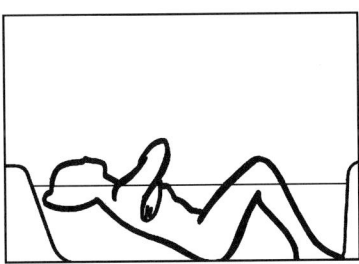

ÜBUNG 3

Lockerung der gesamten Wirbelsäule

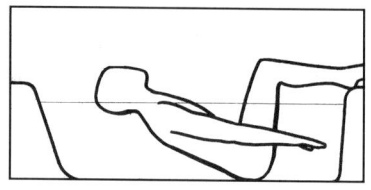

1. Grundstellung

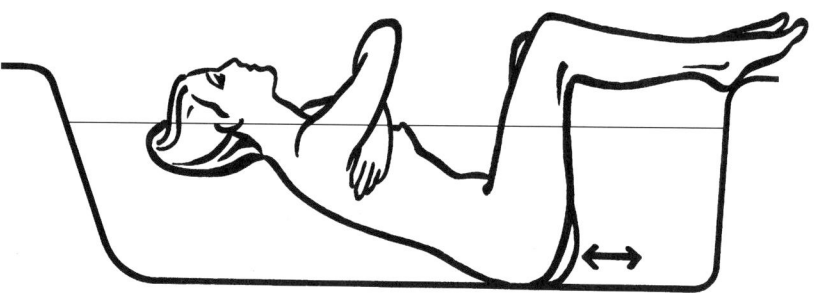

2. Bei dieser Übung müssen Sie eventuell die Gummimatte vom Wannenboden entfernen, damit Sie richtig rutschen können.

Sie umarmen sich wie in Übung 2 und lassen den Oberkörper frei auf dem Wasser schweben. Sie verschieben erst langsam und dann schneller werdend die Gesäßbacken gegeneinander – nicht mehr als drei bis vier Zentimeter, vor und zurück und vor und zurück. Diese Übung lockert die Lendenwirbelsäule.

Wichtig: Bleiben Sie bitte mit dem Po insgesamt auf dem gleichen Fleck. Rutschen Sie nicht mit dem ganzen Körper weiter, und weichen Sie auch nicht seitlich aus.

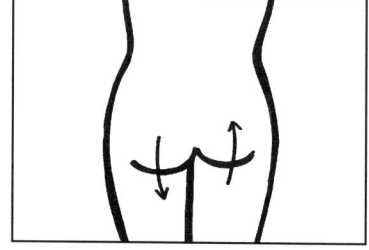

ÜBUNG 4

Lockerung der gesamten Wirbelsäule

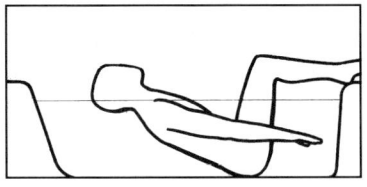

1. Grundstellung

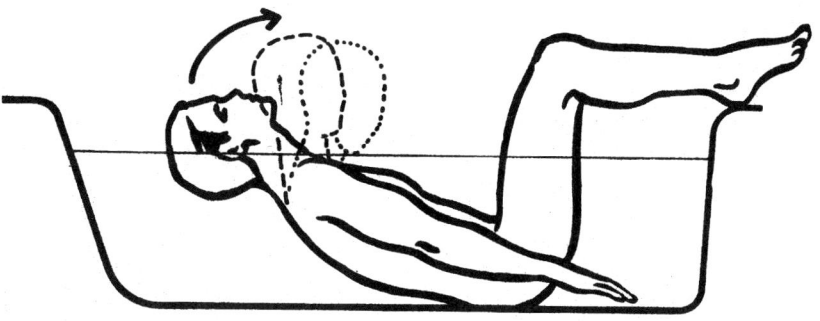

2. Neigen Sie aus der Grundstellung heraus den Kopf nach vorne, und heben Sie langsam den Oberkörper etwas aus dem Wasser.

Bleiben Sie etwa sechs Sekunden mit dem Kopf oben, und lassen Sie sich dann langsam wieder ins Wasser gleiten. Die Übung ist ziemlich anstrengend. Wiederholen Sie sie dennoch drei- bis fünfmal. Dazwischen entspannt in der Grundstellung im Wasser schweben.

Die Beine liegen leicht angewinkelt auf dem Wannenrand.

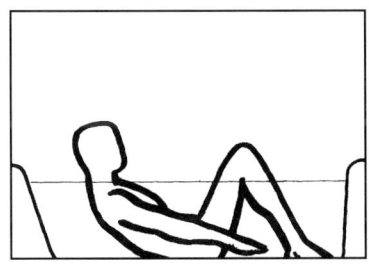

Variante: Die gleiche Übung können Sie auch machen, wenn Sie die Beine angewinkelt auf den Wannenboden stellen.

TRAINING DER BAUCHMUSKULATUR

Wir haben schon in der Einleitung gesehen, wie wichtig straffe Bauchmuskeln für die Wirbelsäule sind. Die Bauchmuskulatur unterstützt die Rückenmuskulatur maßgebend in ihrem Bemühen, den Körper aufrecht und damit die Wirbelsäule in der richtigen Form zu halten.

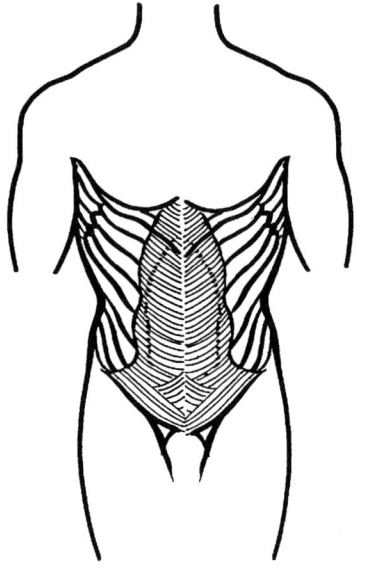

Sie sollten daher jede Gelegenheit nützen, Ihre Bauchmuskeln durch Spannung und Entspannung zu trainieren. Ein flacher Bauch macht Sie nicht nur schöner, sondern auch gesünder. Nehmen Sie sich also bitte keinen Snack mit in die Badewanne, sondern lieber die diesem Buch beigepackte wasserfeste Übungskarte, und beginnen Sie mit Ihrem Bauchmuskeltraining.

ÜBUNG 5

Training der Bauchmuskulatur

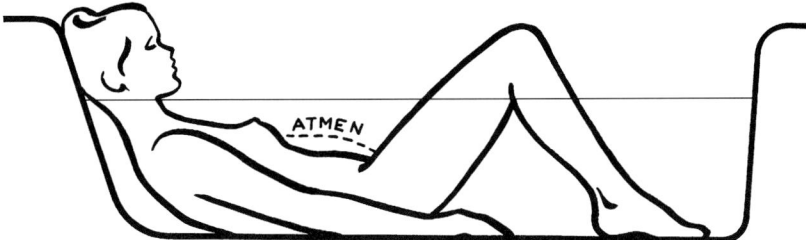

Diese Haltung gilt als *Grundstellung* für alle Bauchmuskelübungen.

Sie sitzen in der Badewanne, die Beine angewinkelt, die Füße flach auf den Wannenboden gestellt.

Aus dieser Stellung rutschen Sie mit dem Körper ein Stück tiefer in die Wanne, so daß Ihr Rücken bis fast unter die Schulterblätter auf dem Wannenboden bzw. auf der Gummimatte flach aufliegt, insbesondere das Becken fest an den Boden drücken und kein Hohlkreuz machen.

Das Wasser sollte Ihnen – im wahrsten Sinne des Wortes – jetzt bis zum Halse stehen.

Atmen Sie ruhig ein und aus. Versuchen Sie die sogenannte Zwerchfellatmung: Heben und senken Sie bewußt die Bauchdecke beim Atmen. Allein diese Art der Atmung kräftigt die Bauchmuskulatur. Der moderne Mensch, sofern er kein professioneller Sänger ist, atmet meist viel zu flach.

Wichtig: Die folgenden Übungen sind schwieriger, aber auch effizienter, wenn Sie mit Kopf und Schulterbereich nicht an der Wannenwand lehnen.

ÜBUNG 6

Training der Bauchmuskulatur

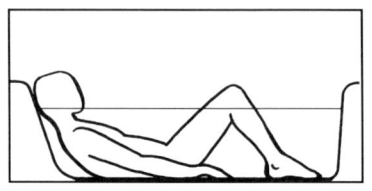

1. Grundstellung

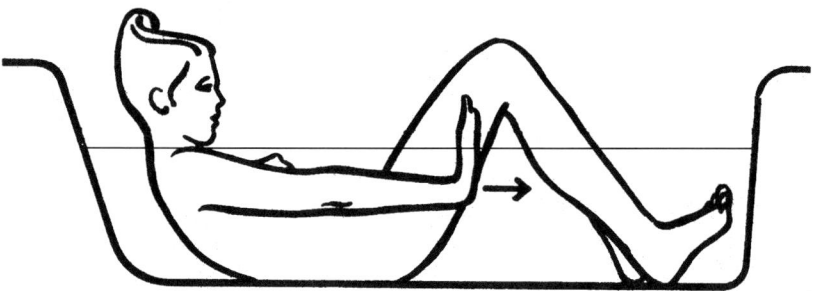

2. Strecken Sie beide Arme waagrecht nach vor, die Ellbogen leicht nach außen angewinkelt. Dann stellen Sie die Handflächen senkrecht hoch und schieben die Arme unter Anspannung der Bauch- und Armmuskeln zentimeterweise nach vor, als wollten Sie eine Wand wegschieben. Die Füße sind bei dieser Übung aufgestellt, das Becken an den Boden gepreßt.

Spüren Sie die Spannung Ihrer Bauchmuskeln? Nach ca. sechs Sekunden entspannen Sie den Körper von oben nach unten: Kopf und Schultern sinken lassen, Arme, Bauch und Beine entspannen.

Übung dreimal wiederholen.

Variante: Sie können, anstatt zu schieben, auch leicht mit den Armen vor- und zurückwippen (nicht mehr als drei Zentimeter), während Sie die Bauchmuskeln anspannen.

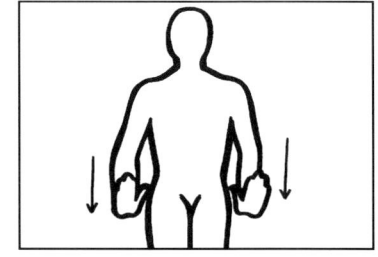

ÜBUNG 7

Training der Bauchmuskulatur

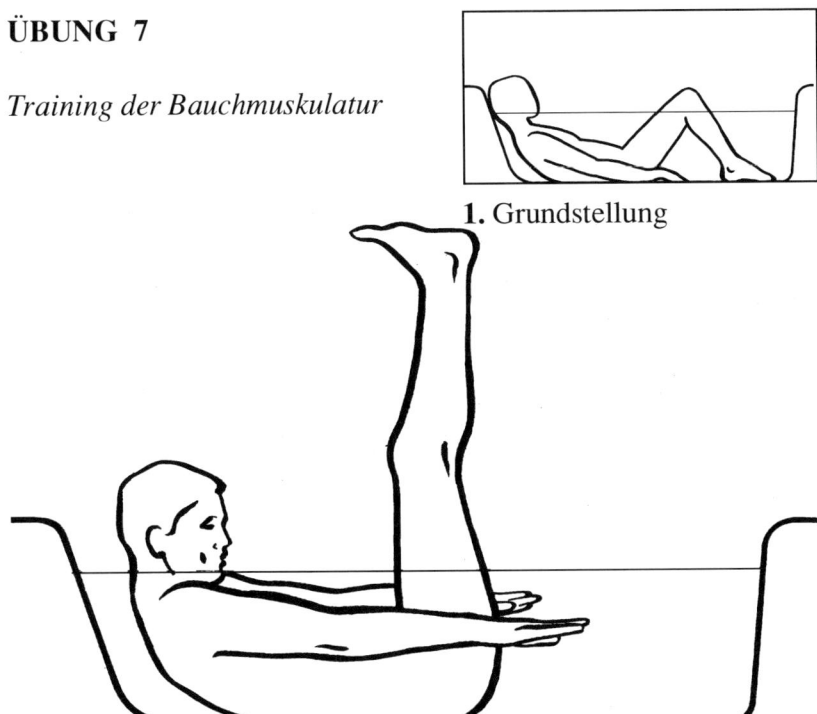

1. Grundstellung

2. Strecken Sie beide Beine senkrecht nach oben, und neigen Sie sie leicht zum Körper hin (Dehnung der gesamten Beinmuskulatur). Die Füße stehen rechtwinkelig zum Unterschenkel, das mindert die Krampfgefahr. Strecken Sie die Arme vor, und ziehen Sie langsam den Oberkörper etwas nach, den Kopf nach vor geneigt. Die Bauchmuskulatur ist dabei angespannt. Bleiben Sie in dieser Stellung ca. sechs Sekunden, und lassen Sie dann erst das linke und dann das rechte Bein angewinkelt wieder auf den Boden gleiten.

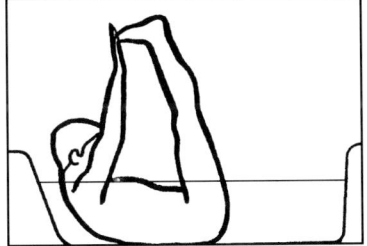

Wichtig: keine ruckartigen Bewegungen!

Variante: Strecken Sie die Arme nach oben, und versuchen Sie, Ihre Fußspitzen zu berühren.

ÜBUNG 8

Training der Bauchmuskulatur

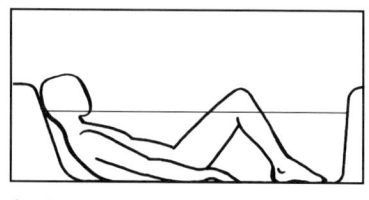

1. Grundstellung

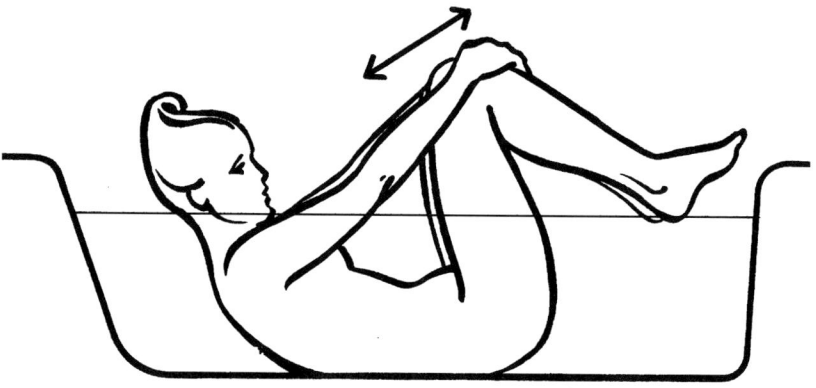

2. Sie heben die Unterschenkel ein wenig vom Boden und umfassen beide Knie mit beiden Händen. Nun versuchen Sie, die Knie gegen deren Widerstand an den Körper zu ziehen.

Sie halten die Spannung der Bauchmuskeln ca. sechs Sekunden und gleiten dann langsam in die Grundstellung zurück.

Die Füße sind während der ganzen Übung angewinkelt. Nach Beendigung der Übung die Beine nacheinander wieder auf den Boden stellen. Gleichzeitiges Abstellen erzeugt zuviel Schwung und drückt auf die Wirbel.

Übung bitte dreimal wiederholen.

Variante: Sie bleiben in der gleichen Ausgangsposition und versuchen, einmal das linke und einmal das rechte Knie ganz an den Körper zu ziehen.

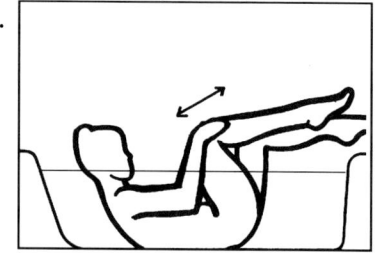

ÜBUNG 9

Training der Bauchmuskulatur

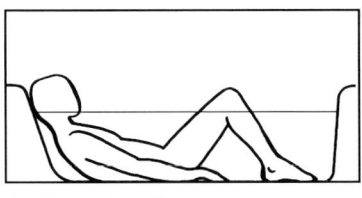

1. Grundstellung

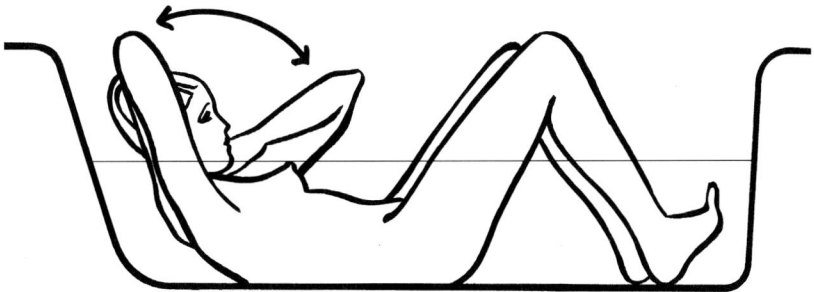

2. Stellen Sie die Fußspitzen auf.
Winkeln Sie die Arme komplett an. Nun pressen Sie den rechten Oberarm an den Wannenboden und heben gleichzeitig den linken angewinkelten Arm so weit als möglich hoch und nach hinten, so daß der Ellbogen oben, die Hand bei der Schulter ist.
Wechseln Sie langsam: linker Arm unten, rechter Arm oben. Wiederholen Sie die Übung dreimal, und entspannen Sie dann die Schultermuskulatur durch Ausschütteln.
Diese Übung trainiert besonders die seitliche Bauchmuskulatur und erhöht gleichzeitig die Beweglichkeit Ihres Schultergürtels.

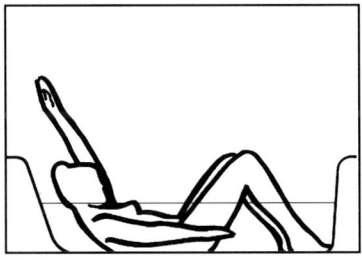

Variante: Wenn sie gerne planschen, können Sie bei dieser Übung die Arme auch ausstrecken.

ÜBUNG 10

Training der Bauchmuskulatur

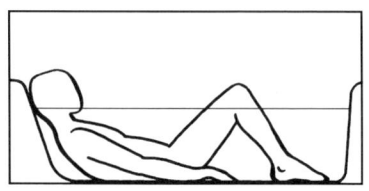

1. Grundstellung

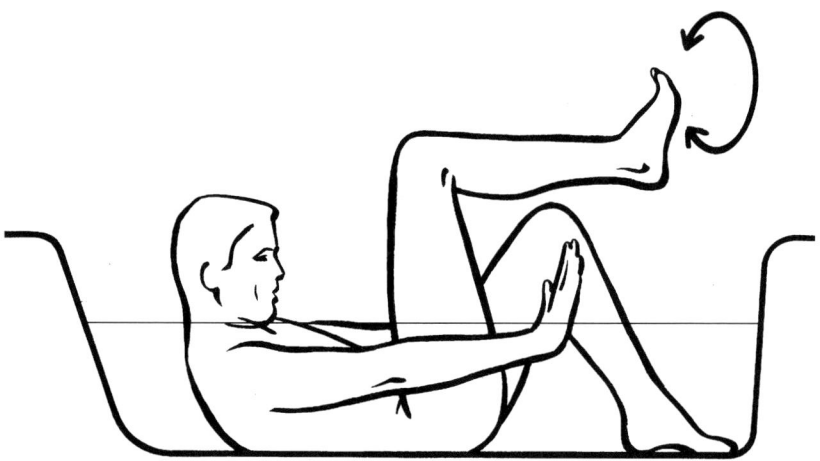

2. Pressen Sie das Becken fest an den Wannenboden, und heben Sie die Arme waagrecht in Schulterhöhe, die Hände nach vor gestreckt. Ziehen Sie den Oberkörper sozusagen an den Händen nach vor.

Heben Sie das rechte Bein angewinkelt hoch, und kreisen Sie mit dem aufgestellten Fuß: erst kleine Kreise, dann größere, wie beim Radfahren. Wiederholen Sie die Übung mit dem linken Bein. Kreisen Sie ca. eine Minute, dann wechseln Sie.

Variante: Sie fahren mit beiden Beinen zugleich Rad. Halten Sie sich eventuell am Wannenrand fest, damit Sie nicht zu sehr im Wasser pendeln.

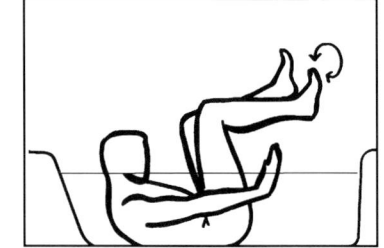

ÜBUNG 11

Training der Bauchmuskulatur

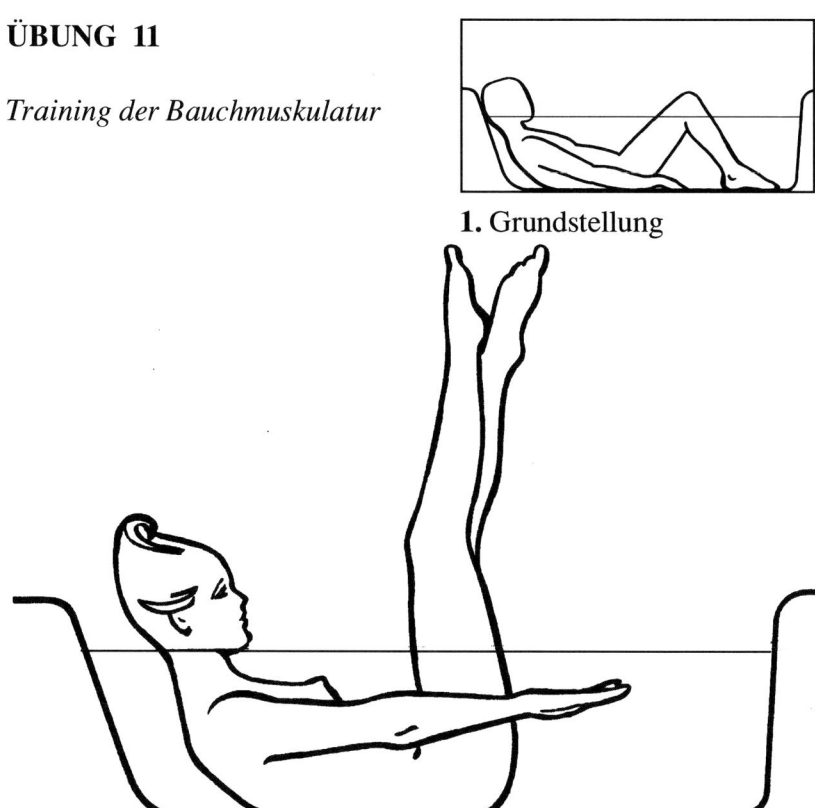

1. Grundstellung

2. Bleiben Sie bis zum Becken in der gleichen Position wie in Übung 10, also Oberkörper an den ausgestreckten Armen nach vor ziehen, Becken fest auf dem Wannenboden.

Strecken Sie die Beine senkrecht in die Höhe, und überkreuzen Sie dann einmal das linke Bein mit dem rechten Bein und einmal umgekehrt.

Variante: Sie können die gleiche Übung auch im Sitzen machen. Halten Sie bitte den Rücken gerade, und stützen Sie sich mit den Händen am Wannenboden ab.

ÜBUNG 12

Training der Bauchmuskulatur

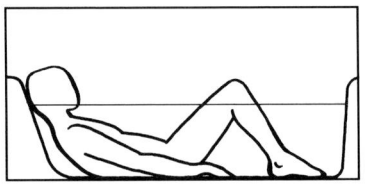

1. Grundstellung

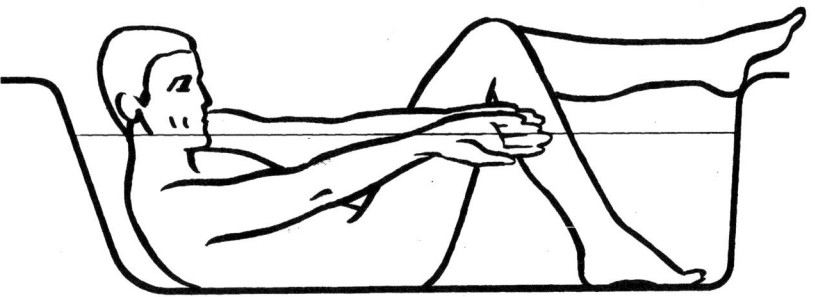

2. Strecken Sie beide Arme am rechten Oberschenkel vorbei nach vor. Wippen Sie ganz leicht vor und zurück (maximal fünf Zentimeter). Dabei hebt sich automatisch die linke Schulter, und die Bauchmuskulatur spannt sich an.

Machen Sie die Übung auch nach der anderen Seite. Sie können die Beine dabei wahlweise anziehen oder auf den Beckenrand legen (siehe Skizze). Die gesamte Übung dreimal wiederholen und je sechs Sekunden die Stellung halten.

Wichtig: keine hastigen, eckigen Bewegungen: Schweben Sie im Wasser, wippen Sie leicht, ganz leicht.
Die Übung trainiert vor allem die seitliche (schräge) Bauchmuskulatur.

ÜBUNG 13

Training der Bauchmuskulatur

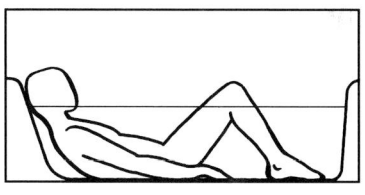

1. Grundstellung

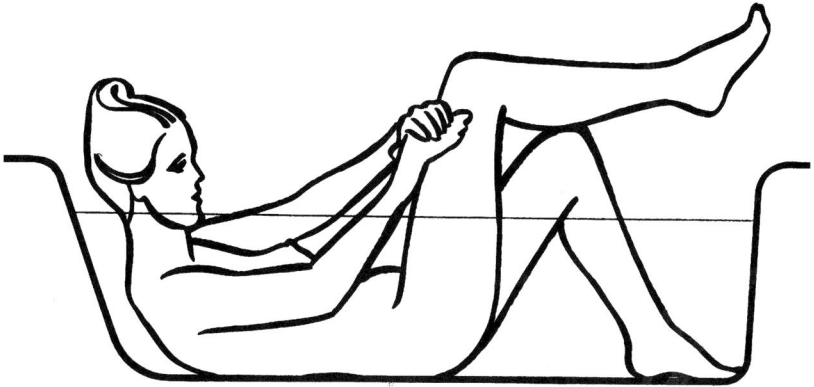

2. Heben Sie das rechte Bein rechtwinkelig an, so daß der Unterschenkel parallel zum Wasserspiegel ist.

Stemmen Sie mit beiden Händen gegen den Widerstand des rechten Oberschenkels. Spüren Sie, wie sich dabei die Bauchmuskeln spannen? Nach sechs Sekunden lösen Sie die Spannung. Diese isometrische Übung muß seitenverkehrt wiederholt werden. Üben Sie nach jeder Seite dreimal.

Sie können die Füße dabei hochstellen oder auch strecken. Bitte achten Sie bei isometrischen Übungen darauf, daß Sie wirklich mit aller Kraft drücken, so daß eine maximale Spannung der Muskeln entsteht.

Wichtig: Vergessen Sie bitte nicht, so ruhig und gleichmäßig wie möglich weiterzuatmen. Die Kraftanstrengung soll nur die betroffenen Muskeln spannen und nicht zum Atemanhalten führen.

ÜBUNG 14

Training der Bauchmuskulatur

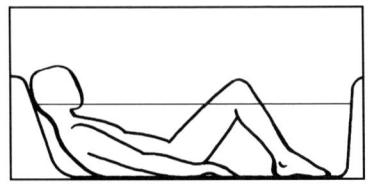

1. Grundstellung

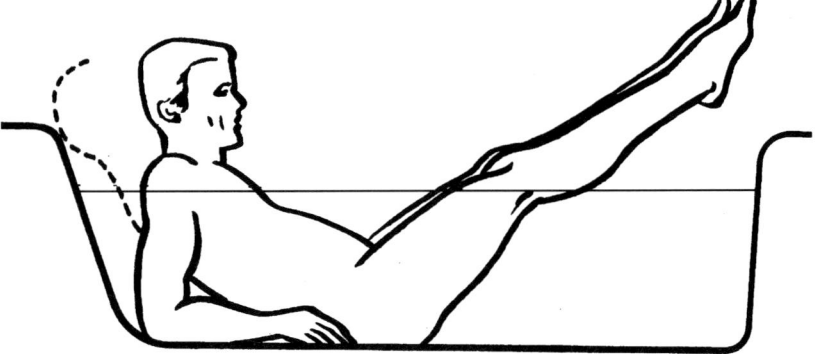

2. Sie stützen den Kopf eventuell auf den Rand der Wanne. Die Unterarme liegen angewinkelt auf dem Wannenboden.

Strecken Sie die Beine aus, und heben Sie sie gemeinsam langsam hoch, bis die Zehenspitzen aus dem Wasser ragen.

Diese Übung erfordert eine enorme Anspannung der Bauchmuskulatur, insbesondere wenn Sie die Füße weiter aus dem Wasser heben. Machen Sie die Übung, so gut Sie können. Sie sollten dabei auf keinen Fall Schmerzen haben.

Übung dreimal wiederholen.

Variante: Sie können diese Übung auch in sitzender Position machen. Und dabei
a) die Beine spreizen und wieder schließen;
b) die Beine gestreckt übereinanderschlagen und wieder nebeneinanderlegen.

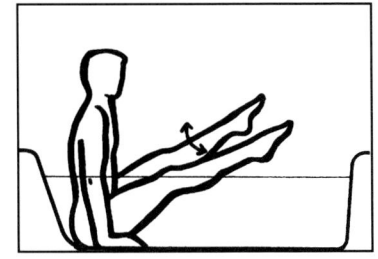

ÜBUNG 15

Training der Bauchmuskulatur

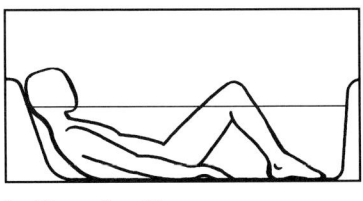

1. Grundstellung

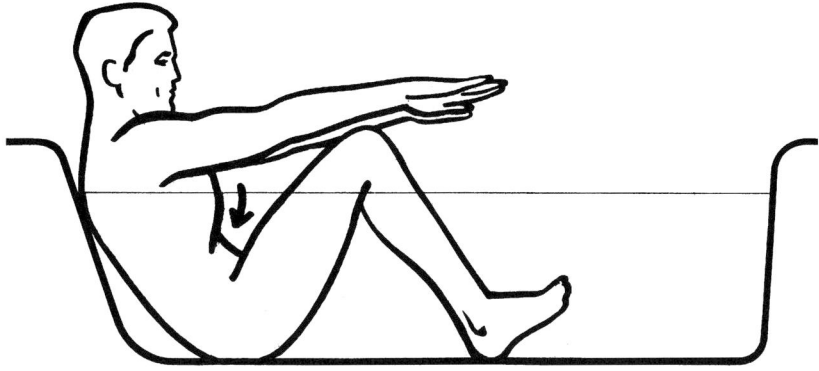

2. Strecken Sie die Arme waagrecht vor.
Pressen Sie den unteren Teil Ihres Brustkorbes (Rippenbogen) nach unten, quasi in die Bauchhöhle. Lockerlassen und erneut pressen.
Es sollten kleine pumpende Bewegungen entstehen, die die Bauchmuskeln trainieren.
Atmen Sie dabei bitte ruhig weiter, keinesfalls die Luft anhalten!

Wichtig: Die Wirbelsäule lehnt im Schulterbereich fest an der Wannenwand und sollte möglichst bis ins Becken gerade gehalten werden.

ÜBUNG 16

Training der Bauchmuskulatur

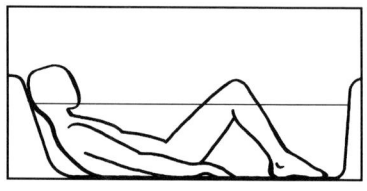

1. Grundstellung

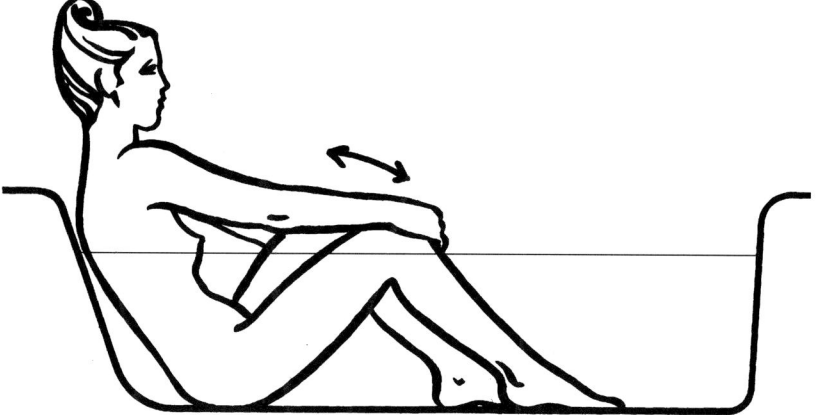

2. Sie strecken die Arme aus und halten mit jeder Hand eines Ihrer Knie.

Anschließend versuchen Sie, gegen den Widerstand der Hände jedes Ihrer Knie gleichzeitig nach außen zu drücken.

Diese isometrische Übung sollten sie sechs Sekunden halten und dann die Spannung lockern. Sie trainiert die Bauchmuskeln und sorgt dafür, daß Ihre innenseitigen Oberschenkelmuskeln nicht schlaff werden, was besonders bei Frauen nicht sehr schön aussieht.

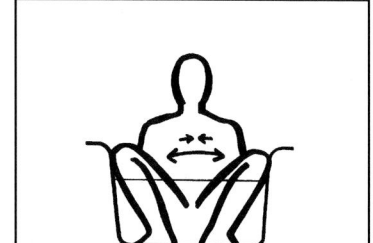

Variante: Sie lassen die angewinkelten Beine einfach ein paarmal nach außen fallen. Das ist auch eine gute Beweglichkeitsübung für die Hüftgelenke.

ÜBUNG 17

Training der Bauchmuskulatur

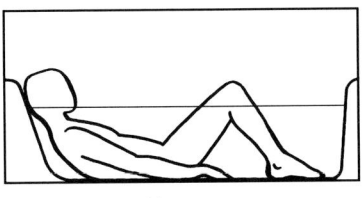

1. Grundstellung

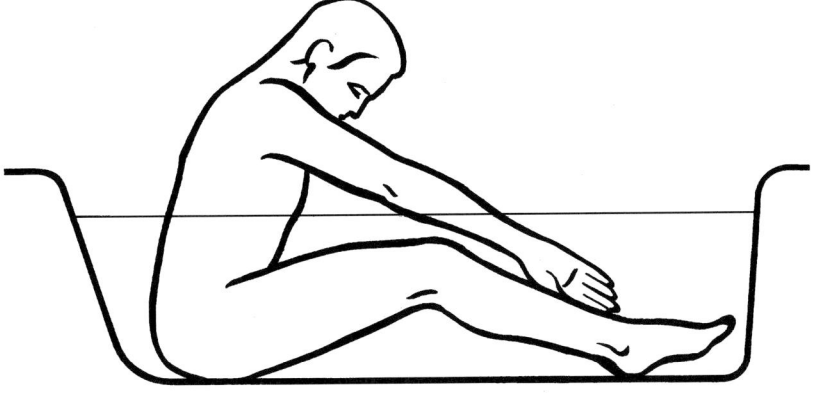

2. Strecken Sie die Arme aus, und legen Sie die Handrücken aneinander. Ziehen Sie die Arme langsam nach vorne und gleichzeitig in Richtung Ihrer ausgestreckten Beine. Der Körper neigt sich vor, und Sie wippen ganz leicht nach unten.

Wichtig: Den Rücken gerade halten. Sie müssen die Spannung im Gesäß spüren.

ÜBUNG 18

Training der Bauchmuskulatur

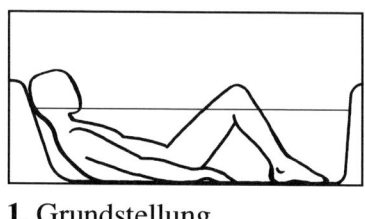

1. Grundstellung

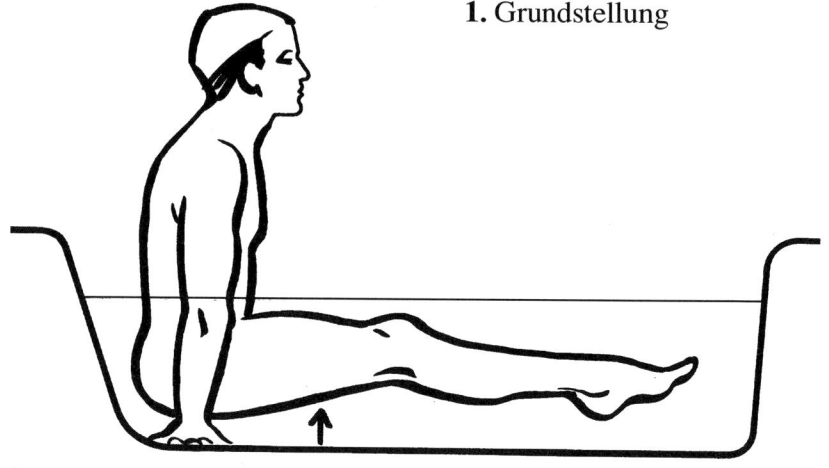

2. Richten Sie sich aus der Grundstellung auf, stemmen Sie beide Hände fest auf den Wannenboden, und heben Sie jetzt Ihren Körper mit ausgestreckten Beinen hoch, so daß er im Wasser schwebt.

Auf dem Trockenen ist dies eine sehr schwere Bauchmuskelübung, die auch die Arme über Gebühr beansprucht. Durch den Auftrieb des Wassers ist die Übung viel leichter durchzuführen. Die Spannung der Bauchmuskulatur ist nahezu dieselbe, und die Armgelenke werden weit mehr geschont.

Senken Sie nach ca. sechs Sekunden den Körper wieder auf den Wannenboden und entspannen Sie.
Die Übung fünfmal wiederholen.

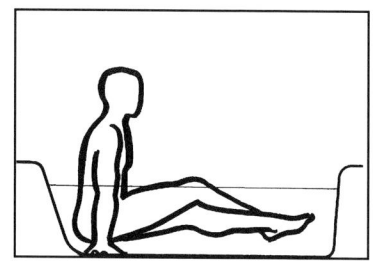

Variante: Machen Sie die gleiche Übung wie oben, aber legen Sie vorher ein Bein leicht über das andere. Dann abwechseln.

ÜBUNG 19

Training der Bauchmuskulatur

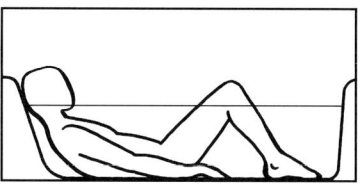

1. Grundstellung

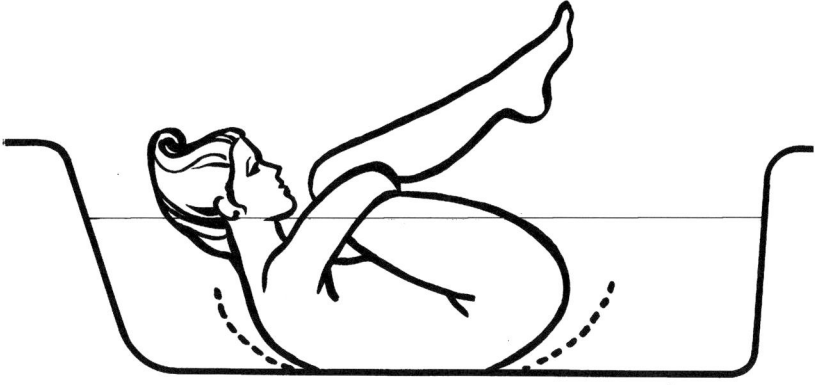

2. Ziehen Sie die Knie langsam dicht an den Körper heran, und verschränken Sie Ihre Arme unter den Kniekehlen.
Schaukeln Sie unter Anspannung der Bauchmuskeln leicht auf und ab.
Diese Übung massiert und trainiert gleichzeitig die Rückenmuskulatur und leitet zum Rückentrainingsprogramm über.

Wichtig: Bei bereits bestehenden Bandscheibenschäden machen Sie diese Übung bitte nicht. Unbedingt eine Matte unterlegen!

Variante: Sie können die Arme auch verschränkt über die angewinkelten Knie legen, wenn Ihnen diese Position lieber ist.

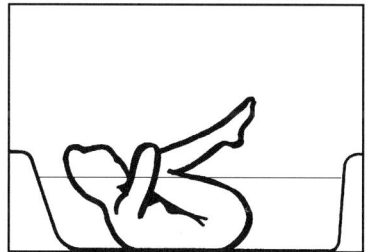

TRAINING DER RÜCKENMUSKULATUR

Ich kann mir nichts Frustrierenderes vorstellen als die Rolle der Rückenmuskulatur eines modernen Menschen. Den ganzen Tag hockt so ein „Homo büroniensis" auf schlechten Sesseln, vornübergebeugt oder schlampig angelehnt. Dann setzt er sich ins Auto, wo mit jedem Schlagloch seine Bandscheiben mehr zusammensinken, und lümmelt abends ermattet vor dem Fernseher, bis er sich – auf einer ungeeigneten Matratze – zur Ruhe begibt! Mit fünfzig läuft er krumm und mit ständigen Schmerzen von Arzt zu Arzt und beschwert sich. Worüber eigentlich?

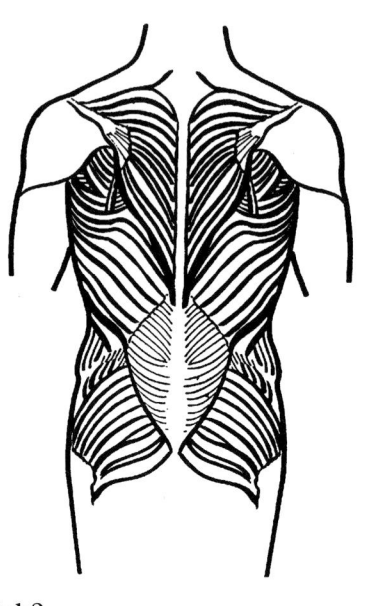

Seine Rückenmuskeln haben getan, was sie konnten, fünfzig Jahre lang. Sie haben versucht, seinen schlappen, faulen Körper jeden Tag wieder aufzurichten, bis sie – wie jedes Gummiband – ausgeleiert waren. Zornig haben sie sich schließlich verkrampft in einem letzten Bemühen, den Menschen auf sich aufmerksam zu machen.

Bevor *Ihre* Muskeln allzusehr auf sich aufmerksam machen, helfen Sie ihnen mit ein paar Übungen, ihre Spannkraft zu bewahren.

Machen Sie alle Rückenübungen dreimal, und entspannen Sie sich dazwischen.

ÜBUNG 20

Training der Rückenmuskulatur

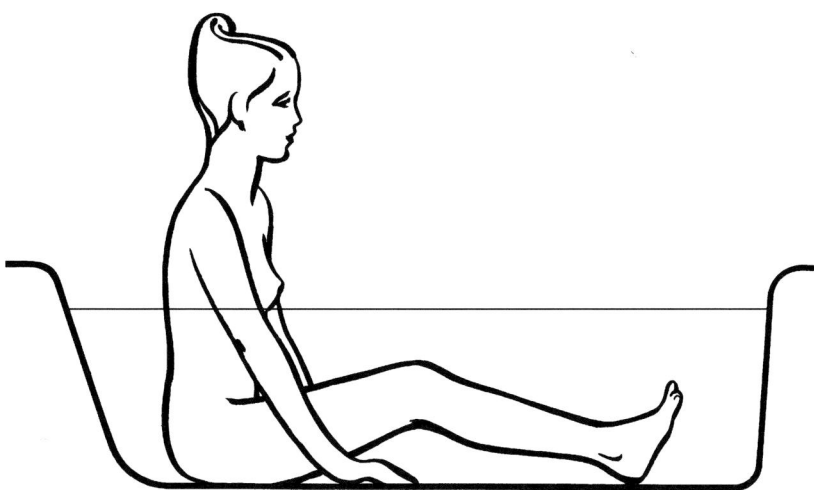

Diese Haltung gilt als *Grundstellung* für die folgenden Rücken- und Schultermuskelübungen.

Sie sitzen aufrecht in der Wanne, den Rücken gerade gestreckt, den Kopf angehoben. Sie sehen geradeaus.

Achten Sie bitte darauf, daß Sie auf dem Po sitzen und nicht auf dem Steißbein, das heißt, Ihr Becken ist nach vor geschoben, die Gesäßbacken nach hinten.

Die Beine sind ausgestreckt, die Knie aber nicht durchgedrückt. Die Arme hängen seitwärts herab, die Hände liegen, eventuell nach oben offen, auf dem Wannenboden.

Sie sitzen ganz entspannt und gelöst. Sie genießen die meditative Ruhe und Gelassenheit, die Sie in dieser Position durchströmt.

Wichtig: Tauchen Sie zwischen den Übungen immer wieder eine Minute den Körper völlig ins warme Wasser, und entspannen Sie sich. Oder machen Sie zwischendurch die Übung 1 in der Variante mit angezogenen Knien, damit ihr Körper warm bleibt.

ÜBUNG 21

Training der Rückenmuskulatur

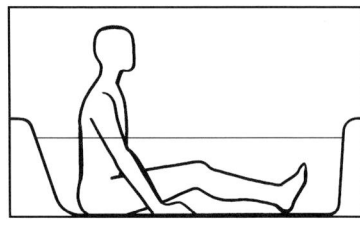

1. Grundstellung

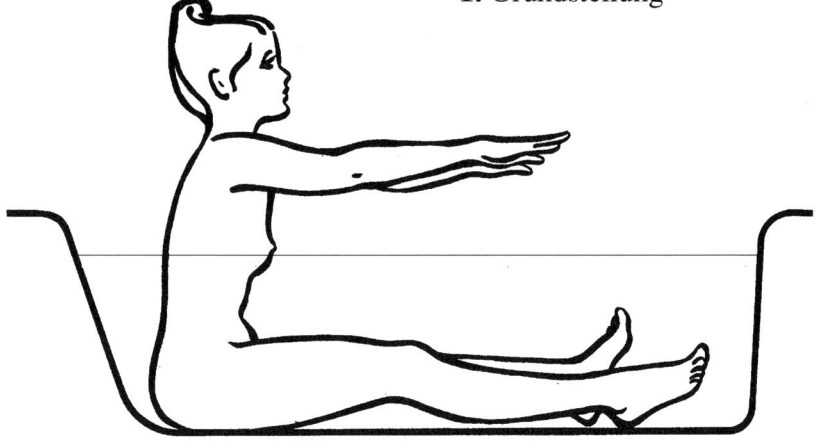

2. Beine leicht spreizen, damit Sie mehr Halt haben, Fußspitzen nach vor strecken.

Die Arme und Hände bis in die Fingerspitzen waagrecht auf Schulterhöhe ausstrecken und sich sozusagen an den gestreckten Armen nach vor ziehen.

Das Rückgrat bleibt dabei vollkommen gerade. Die Bewegung geht vom Gesäß aus und muß auch durch leichtes Ziehen im Gesäßmuskel spürbar sein. Den Bauch bitte nicht hängen lassen, sondern straff (aber nicht ein-)ziehen.

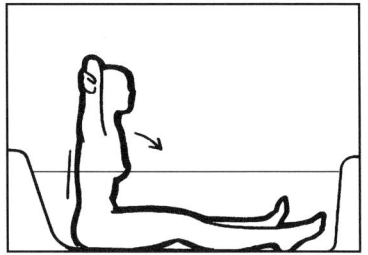

Variante: Verschränken Sie die Arme hinter dem Kopf. Üben Sie dabei nicht zuviel Druck auf den Kopf aus.

ÜBUNG 22

Training der Rückenmuskulatur

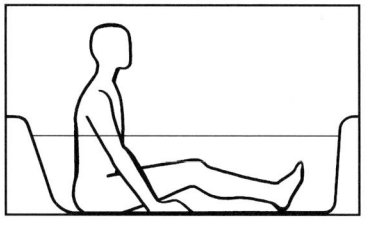

1. Grundstellung

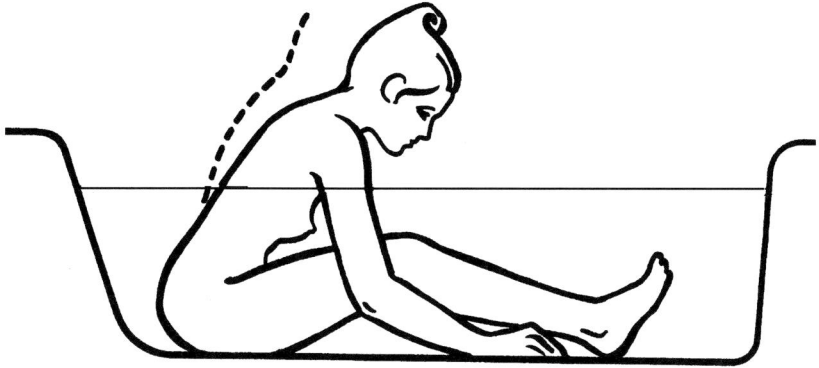

2. Sie stützen sich mit den Händen leicht am Wannenboden ab und lassen die Fußspitzen nach vor fallen.

Sie neigen den Rumpf langsam vor und halten die Wirbelsäule gerade. Sie wippen aus dem Gesäß heraus ganz leicht vor und zurück, ca. zehn Sekunden. Sie müßten in den Bein- und Gesäßmuskeln eine gewisse Spannung spüren.

Diese Übung dient nur in zweiter Linie der Stärkung der Rückenmuskulatur. Ihre Hauptwirkung zielt auf den Gesäßmuskel, der ja die Rückenmuskulatur entlasten soll bei ihrer Aufgabe, den Körper aufrecht zu halten.

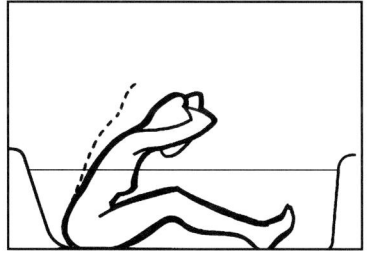

Variante: Machen Sie die gleiche Übung wie oben, aber verschränken Sie dabei die Hände hinter dem Kopf.

ÜBUNG 23

Training der Rückenmuskulatur

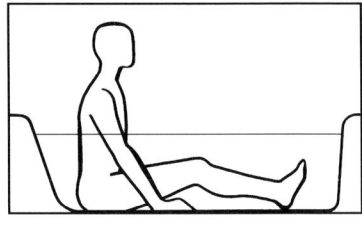

1. Grundstellung

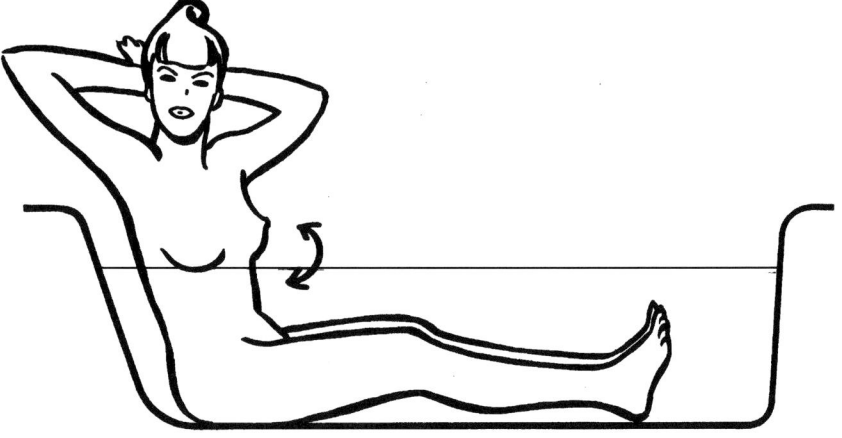

2. Heben Sie die Arme angewinkelt hoch, und legen Sie die Handflächen auf Ihrem Hinterkopf übereinander. Die Beine sind leicht gespreizt, aber nicht durchgedrückt. Setzen Sie sich bitte fest auf den Po und nicht auf das Steißbein! Die Wirbelsäule aufrecht halten.

Aus dieser Position drehen Sie nun den gesamten Oberkörper langsam einmal nach links und einmal nach rechts, so weit Sie können. Die Beine dürfen nicht mitrutschen.

Wichtig: Keine Hauruck-Aktionen! Drehen Sie sich langsam hin und zurück. Bleiben Sie mit dem Gesäß fest auf dem Boden sitzen, und rutschen Sie bitte nicht mit der Bewegung des Oberkörpers mit.

ÜBUNG 24

Training der Rückenmuskulatur

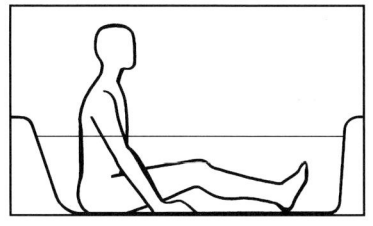

1. Grundstellung

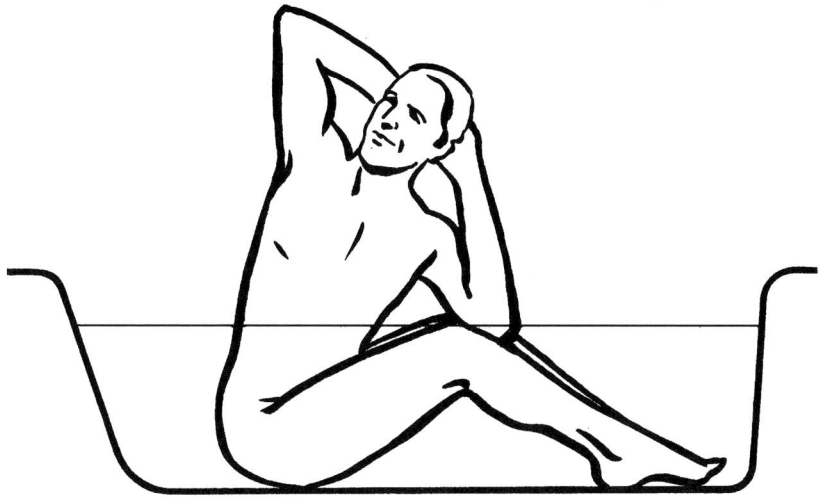

2. Sie ziehen die Beine leicht an den Körper und verschränken die Hände hinter dem Kopf. Dann neigen Sie den gesamten Rumpf so, daß Sie mit dem linken Ellbogen das rechte Knie berühren.
  Wiederholen Sie die Übung seitenverkehrt. Diese Übung sollten Sie mehrmals nach beiden Seiten machen.

Wichtig: Den jeweils oben befindlichen Ellbogen möglichst hoch halten, die Arme sollten nicht zusammenklappen. Die Verdrehung des Körpers darf auch nicht ruckartig erfolgen, sondern muß fließend und sanft sein.

ÜBUNG 25

Training der Rückenmuskulatur

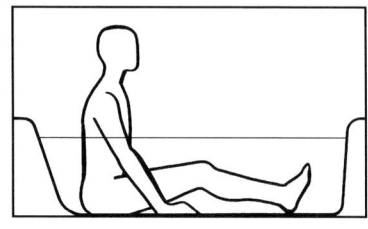

1. Grundstellung

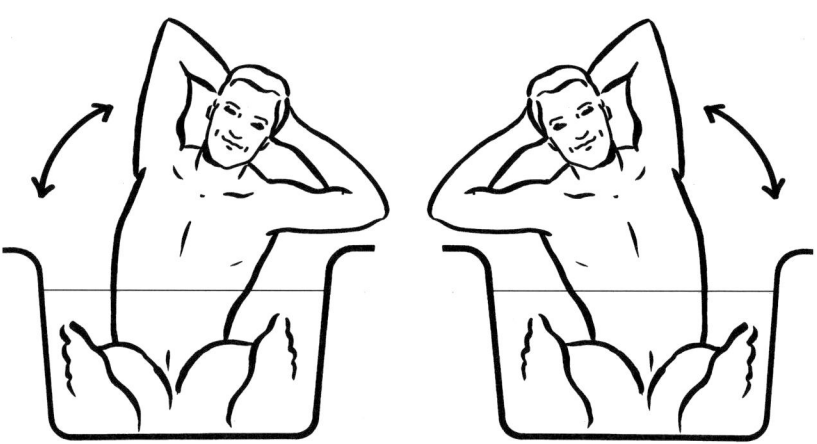

2. Heben Sie die Arme angewinkelt hoch, und legen Sie die Handflächen gefaltet hinter dem Kopf zusammen.

Neigen Sie jetzt den Oberkörper einmal nach links, bis Sie mit dem Ellbogen an den Wannenrand stoßen, und einmal nach rechts in gleicher Weise.

Sie dehnen und trainieren dadurch auch die seitlichen Bauchmuskeln.

Variante: Strecken Sie die Arme aus, legen Sie die Handflächen über dem Kopf zusammen, und beugen Sie den Oberkörper einmal nach rechts und einmal nach links.

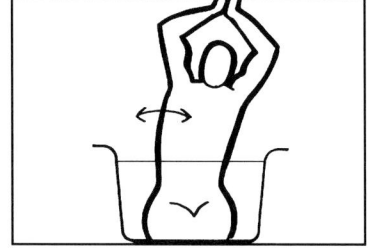

TRAINING DER SCHULTERMUSKULATUR

Der Schulterbereich ist einer der am häufigsten verspannten Muskulaturbereiche, insbesondere bei Vertretern all jener Berufe, die Handarbeiten verlangen und im Sitzen ausgeübt werden. Dazu gehören selbstverständlich alle Schreib- bzw. Computerarbeiten, die fälschlicherweise zu den körperlich leichten Arbeiten gezählt werden.

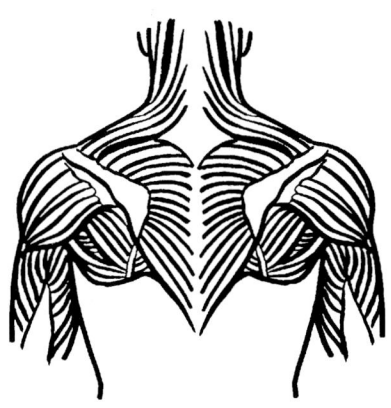

Bei diesen Tätigkeiten entstehen besonders gravierende Schmerz- und Behinderungszustände im Nacken- und Schulterbereich.

Eine Lockerung dieser Muskelgruppen sollte nach jeder längeren Arbeitsphase erfolgen, ob in oder außerhalb der Badewanne.

Für die nachfolgenden Übungen können Sie Ihre Badewanne mit warmem Wasser nachfüllen, da Sie bei all diesen Übungen aufrecht sitzen.

ÜBUNG 26

Training der Schultermuskulatur

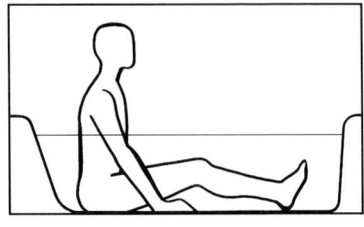

1. Grundstellung

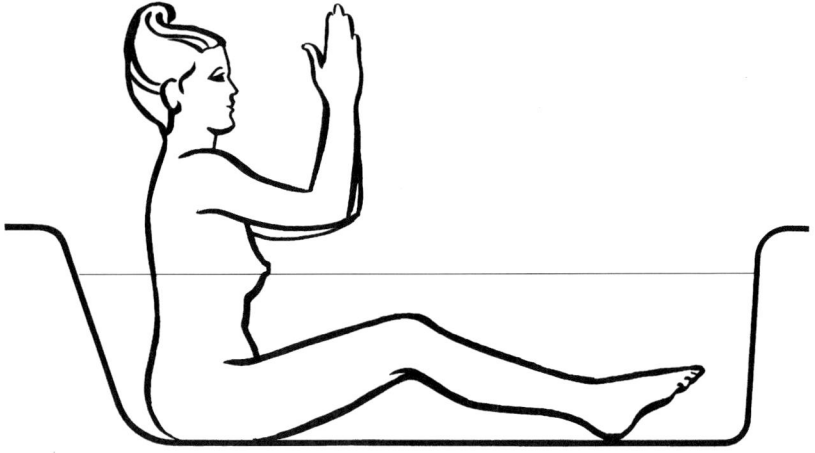

2. *Die Grundstellung* ist dieselbe wie bei den Rückenübungen. Strecken Sie die Fußspitzen nach vor. Heben Sie die Arme rechtwinkelig an (Oberarme parallel zum Wasserspiegel), und falten Sie die Hände, als wollten Sie demütig um etwas bitten. Die Ellbogen sind nach außen gerichtet.

Jetzt drücken Sie die Unterarme fünfmal langsam und nachdrücklich zusammen. Spüren Sie die Muskelspannung im Schulterbereich?

Wichtig: Auch bei dieser Übung gilt wieder: Rücken gerade halten und nicht auf dem Steißbein sitzen, sondern auf dem Po.

ÜBUNG 27

Training der Schultermuskulatur

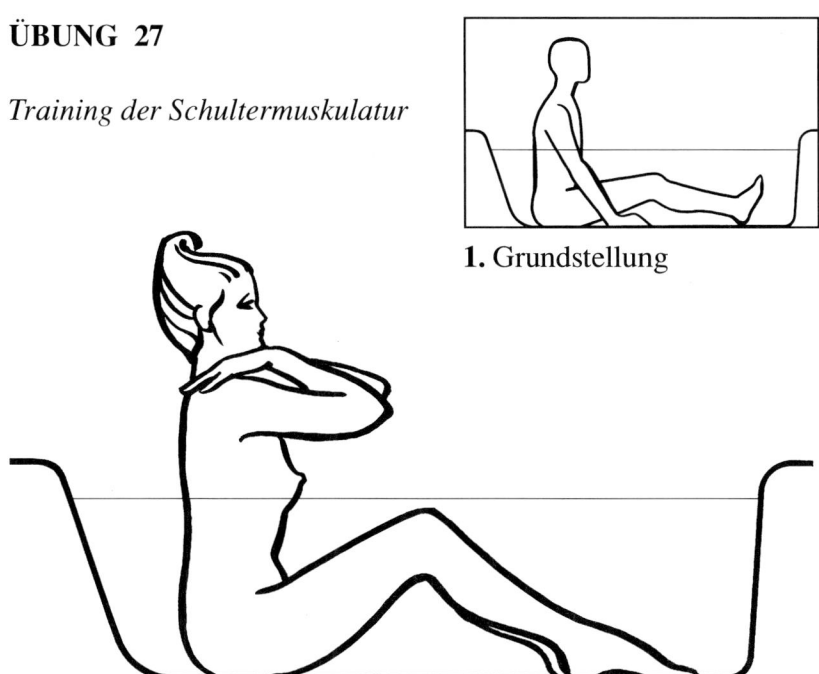

1. Grundstellung

2. Ziehen Sie die Beine an den Körper, bis die Füße flach auf dem Wannenboden stehen. Winkeln Sie die Arme an, und heben Sie die Oberarme in Schulterhöhe. Die linke Hand liegt flach auf der linken Schulter, die rechte Hand flach auf der rechten Schulter. Beschreiben Sie nun mit den Ellbogen seitwärts kleine Kreise. Das lockert die Rückenmuskulatur im Schulterbereich.

Sie können auch zuerst mit dem rechten Ellbogen Kreise beschreiben – während der linke ruht – und dann mit dem linken, während der rechte Arm ruht.

Variante: Sie wenden beide Ellbogen aus der gleichen Grundstellung heraus zur Seite und wieder nach vor.

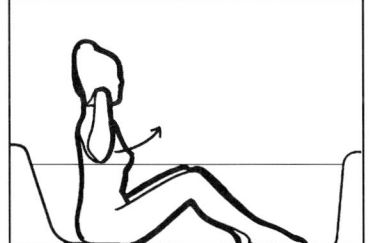

ÜBUNG 28

Training der Schultermuskulatur

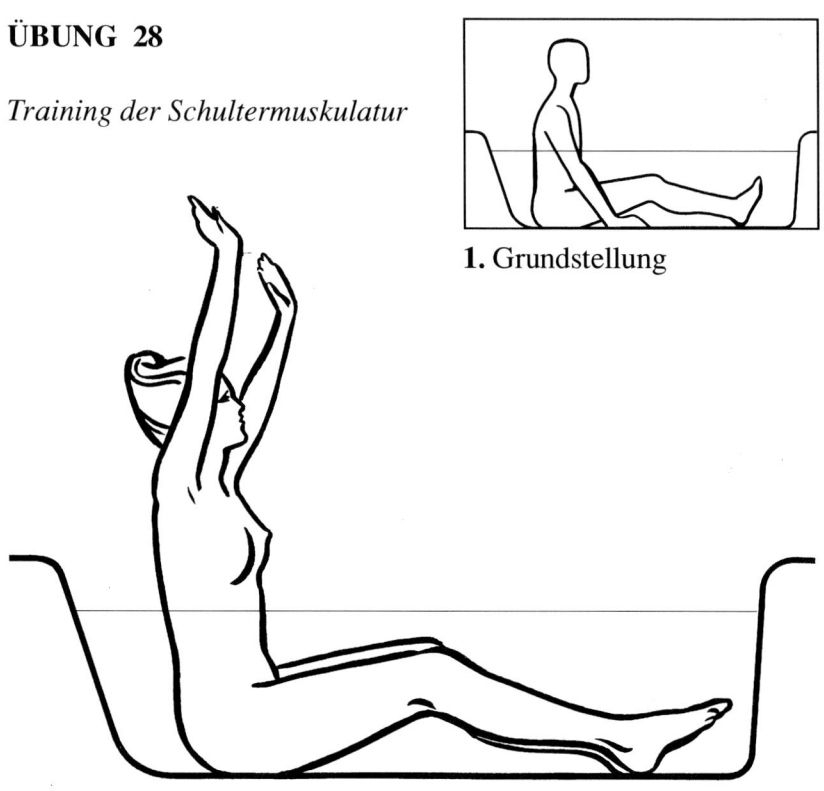

1. Grundstellung

2. Sie heben beide Arme. Dann versuchen Sie, einmal mit dem linken Arm und einmal mit dem rechten Arm noch etwas höher zu greifen, so als würden Sie nach einem Gegenstand fassen, der unerreichbar über Ihrem Kopf hängt. Die Knie nicht durchstrecken, sondern ganz leicht angewinkelt lassen.

Wichtig: Locker aufgestellte Füße bewahren Sie vor Wadenkrämpfen. Das Rückgrat bitte gerade halten.

ÜBUNG 29

Training der Schultermuskulatur

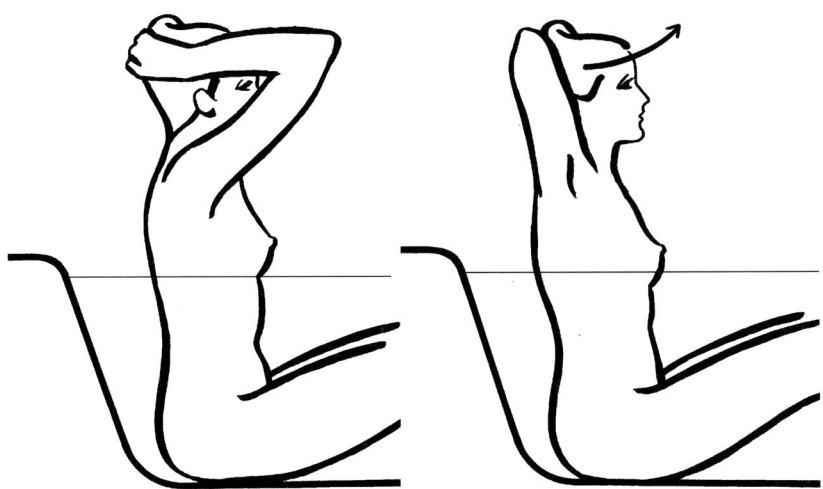

Sie verschränken die Hände hinter dem Kopf.
Versuchen Sie nun, mit den Ellbogen vor dem Kopf so weit wie möglich zusammenzukommen.
Dann bewegen Sie die Ellbogen, so weit es Ihnen möglich ist, nach hinten (dabei werden Sie vermutlich die Arme parallel zum Körper haben).
Anschließend bewegen Sie die Ellbogen wieder nach vor usw. Sechsmal wiederholen.

ÜBUNG 30

Training der Schultermuskulatur

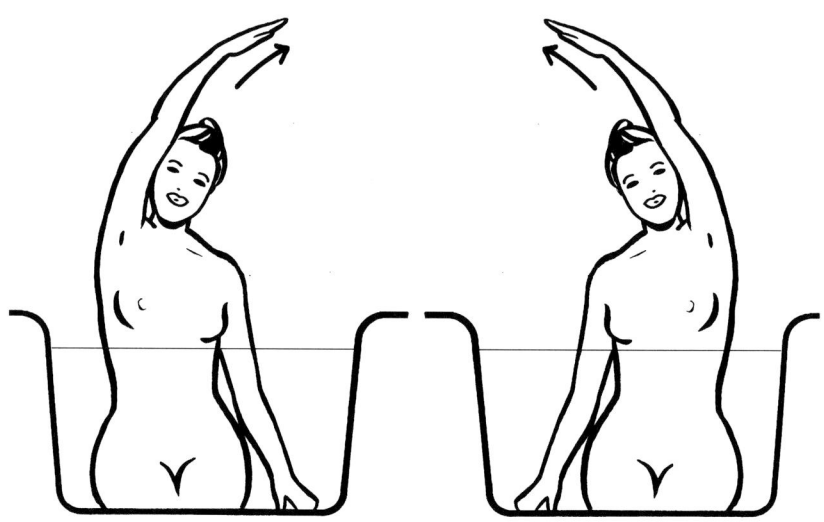

Strecken Sie den linken Arm gerade nach oben, und greifen Sie so weit wie möglich über den Kopf nach rechts. Dabei wölben Sie Ihre linke Brustkorbseite spürbar nach außen, so daß die Muskeln an dieser Seite schön gedehnt werden. Halten Sie die Position sechs Sekunden lang, und wechseln Sie dann zum rechten Arm.

Bei den nachfolgenden Übungen sitzen Sie vorzugsweise fest auf dem Wannenboden und stützen die angewinkelten Beine auf. Den Rücken gerade halten.

ÜBUNG 31

Training der Schultermuskulatur

Sie winkeln die Arme vor der Brust ab und drücken die Ellbogen langsam nach vor und dann nach hinten. Mehrmals mit beiden Ellbogen nach vor und zurück schwingen.

Wichtig: Die Hände sollen in Schulterblatthöhe sein. Die Übung bitte nicht ruckartig machen.

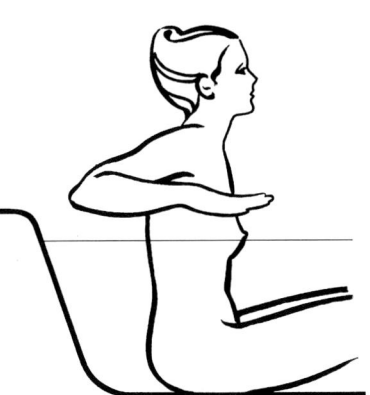

ÜBUNG 32

Training der Schultermuskulatur

Heben Sie die Arme hoch, strecken Sie sie aber nicht durch, sondern lassen Sie die Arme leicht angewinkelt.
   Anschließend neigen Sie beide Arme langsam nach hinten, und wippen Sie leicht. Sie können dabei auch die Hände übereinanderlegen, damit Sie Halt haben und die Arme auf einer Ebene bleiben.

Wichtig: Der Rücken muß gerade bleiben. Nicht auf dem Steißbein sitzen, sondern den Po nach hinten schieben.

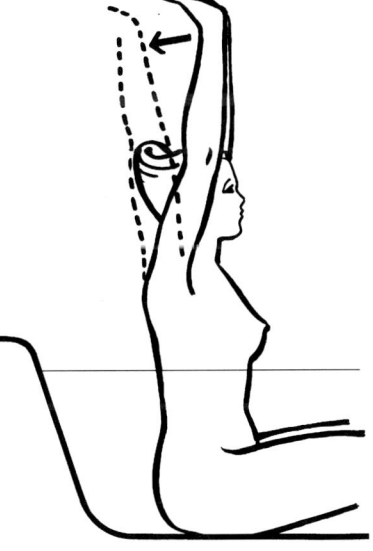

ÜBUNG 33

Training der Schultermuskulatur

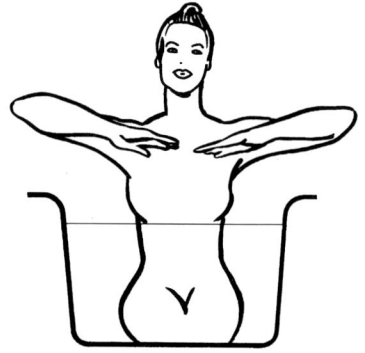

Heben Sie die angewinkelten Arme seitlich vom Körper weg, und bewegen Sie sie langsam auf und ab.

Sie brauchen die Arme nicht vollkommen an den Körper anzulegen, es genügt, wenn Sie sie ca. bis zum Badewannenrand hinunterbewegen.

Den Kopf sollten Sie nach vor geneigt halten und die Hände gestreckt. Wippen Sie etwa zehnmal.

ÜBUNG 34

Training der Schultermuskulatur

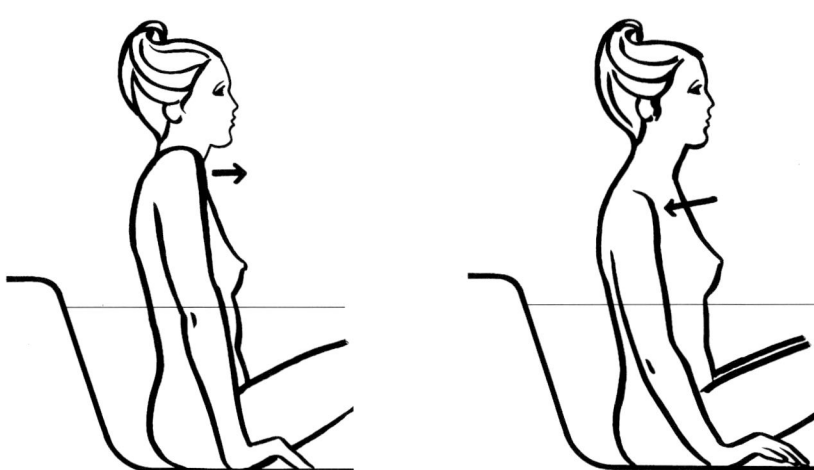

Nehmen Sie beide Schultern nach vor, und ziehen Sie sie anschließend wieder so weit wie möglich zurück.

Diese Übung lockert die Schultergelenke und entspannt natürlich auch die Nackenmuskulatur, die bei verspannten Schultermuskeln fast zwangsläufig ebenfalls verkrampft ist.

Diese Übung können Sie auch im warmen Wasser machen, wenn Sie Ihren Oberkörper in Grundstellung laut Übung 1 pendeln lassen.

ÜBUNG 35

Training der Schultermuskulatur

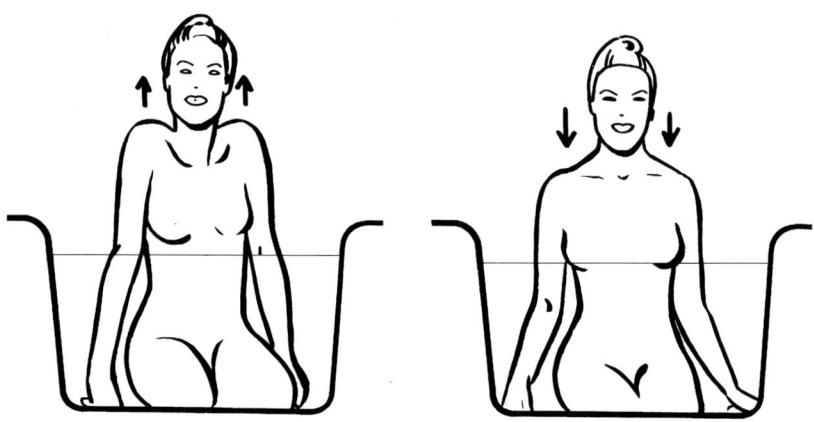

Ziehen Sie beide Schultern gleichzeitig hoch, und lassen Sie sie langsam und gleichzeitig wieder sinken.

Sie können diese Übung auch in der Schwebestellung wie in Übung 1 machen, damit der Schulterbereich besser durchwärmt ist.

Fünfmal wiederholen und dann etwas ausschütteln.

ÜBUNG 36

Training der Schultermuskulatur

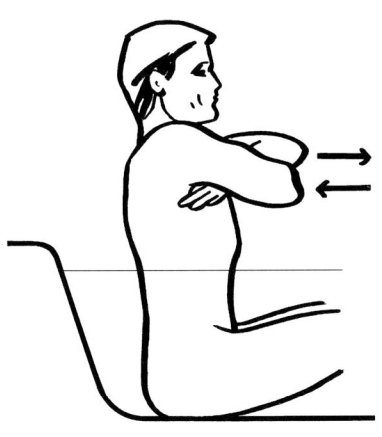

Umfassen Sie Ihren Brustkorb mit beiden Armen.

Recken Sie beim Einatmen die Ellbogen noch weiter vor, und ziehen Sie sie beim Ausatmen wieder an.

Dadurch wird Ihre Rückenmuskulatur und der gesamte Schultergürtel im Rhythmus des Atmens einmal gedehnt und einmal entspannt.

Wiederholen Sie die Übung fünf- bis zehnmal.

Sie können beim Einatmen auch die Arme leicht auseinandernehmen, falls Sie sich beengt fühlen.

ÜBUNG 37

Training der Schultermuskulatur

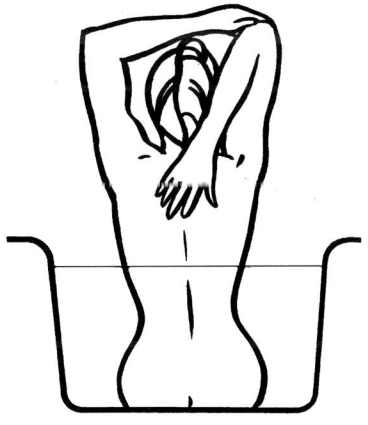

Legen Sie einen Arm angewinkelt hinter den Kopf, und versuchen Sie, die Handfläche leicht nach außen zu drehen. Dann greifen Sie mit der anderen Hand zum Ellbogen des abgewinkelten Armes und drücken ihn hinunter.

Mit dieser Übung dehnen Sie insbesondere die seitlichen Rumpfmuskeln, spannen Arm- und Schultermuskulatur an.

Vor dem Seitenwechsel bitte ausschütteln oder ins warme Wasser tauchen und entspannen.

ÜBUNG 38

Training der Schultermuskulatur

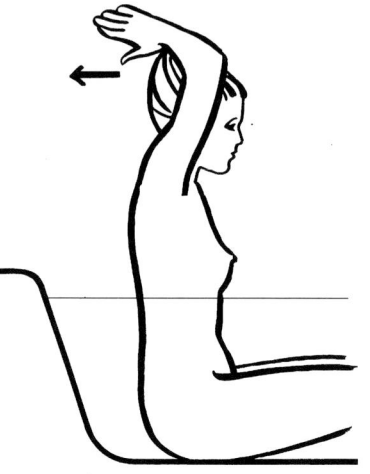

Heben Sie beide Arme angewinkelt über den Kopf, und legen Sie die Handinnenflächen aneinander, als ob Sie beten wollten.

Federn Sie langsam nach rückwärts und wieder vor, etwa fünfmal.

Anschließend ins warme Wasser rutschen und entspannen.

TRAINING DER HALSWIRBELSÄULE

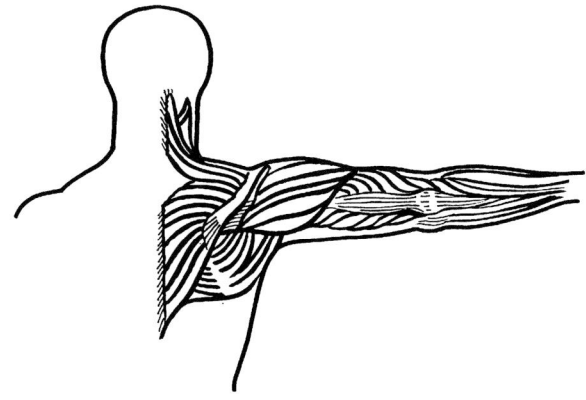

Die Halswirbelsäule ist der exponierteste Teil der gesamten Wirbelsäule und verdient daher besonders schonende Behandlung. Von hier aus gehen die Nervenbahnen in die Arme und Finger. Ein im Halswirbelbereich eingeklemmter Nerv kann zu Gefühllosigkeit in den Händen führen. Bandscheibenschäden an Halswirbeln sind besonders gefährlich, suchen Sie also bei einem solchen Verdacht sofort einen Arzt auf.

Stärken Sie deshalb Ihre Nackenmuskulatur rechtzeitig durch tägliche Übungen, damit dieses fragile Stück Ihrer Wirbelsäule besser geschützt ist.

Vermeiden Sie tunlichst, Ihren Kopf zurückzulegen, setzen Sie sich im Kino lieber nicht in die erste Reihe. Achtung auch bei Kleinkindern: Ihr Kopf ist noch zu schwer für den zarten Hals und sollte nicht zurückfallen.

Alle nachfolgenden Übungen können Sie problemlos in der Wanne, aber auch in jeder anderen Situation machen. Schauen Sie zum Beispiel an einer Straßenbahnhaltestelle jedem vorbeifahrenden Auto nach. Man wird Sie bestenfalls für neidisch halten, aber Sie haben dadurch eine effiziente Nackenmuskelübung absolviert.

Nicken Sie, wenn Ihr Partner etwas sagt: Sie machen sich beliebt und bleiben im Training . . .

ÜBUNG 39

Training der Halswirbelsäule

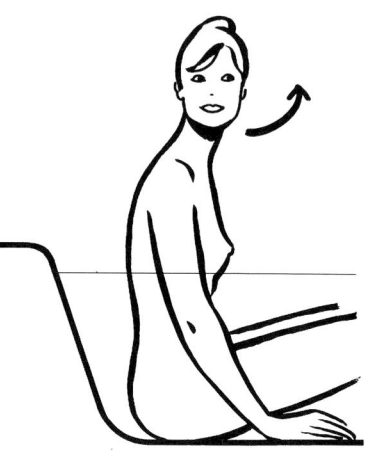

Sitzen Sie mit geradem Rücken und entspannt, die Hände auf den Wannenboden gestützt. Nun wenden Sie den Kopf ganz langsam nach rechts, wieder nach vor und ganz langsam nach links. Sehen Sie sich sozusagen gemächlich in Ihrem Badezimmer um.

Wichtig: Keine ruckartigen Bewegungen.

ÜBUNG 40

Training der Halswirbelsäule

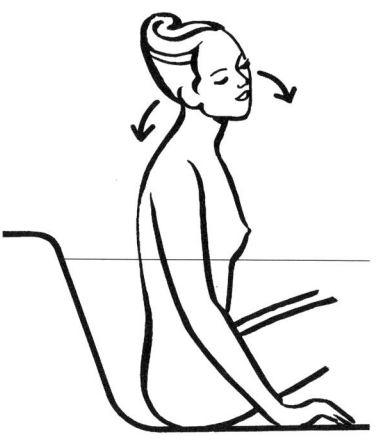

Sie bleiben in der gleichen Stellung wie oben und halten den Kopf gerade.

Dann neigen Sie den Kopf einmal nach rechts (rechtes Ohr in Richtung rechte Schulter) und dann nach links (linkes Ohr in Richtung linke Schulter).

Verharren Sie in der jeweiligen Endposition etwa zehn Sekunden, damit sich der Nackenmuskel richtig dehnen kann.

Auch wenn Sie dabei etwas wunderlich aussehen, sollten Sie diese Übung zwischendurch im Büro machen.

ÜBUNG 41

Training der Halswirbelsäule

Legen Sie Ihre rechte Hand mit dem Daumen zur linken Kinnlade, und drücken Sie den Kopf gegen den Widerstand der Hand nach unten.
 Dies ist eine isometrische Übung. Sie sollten den Druck etwa sechs Sekunden lang anhalten und dann entspannen.
 Die Übung stärkt die tiefen Halsbeuger.

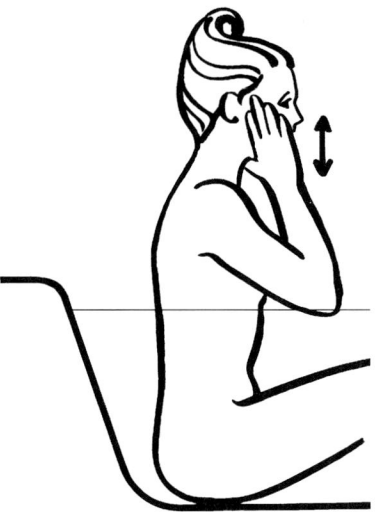

ÜBUNG 42

Training der Halswirbelsäule

Beide Hände hinter dem Hinterkopf verschränken, und zwar so, daß die kleinen Finger einander berühren. Damit liegt Ihr Kopf bequemer in den Händen.
 Anschließend pressen Sie den Kopf gegen den Widerstand der Hände, etwa sechs Sekunden lang.
 Diese isometrische Übung stärkt die Nackenmuskulatur.
 Damit Sie sich zwischendurch wieder richtig aufwärmen, machen Sie diese Übung eventuell im Wasser „schwebend" laut Übung 1.

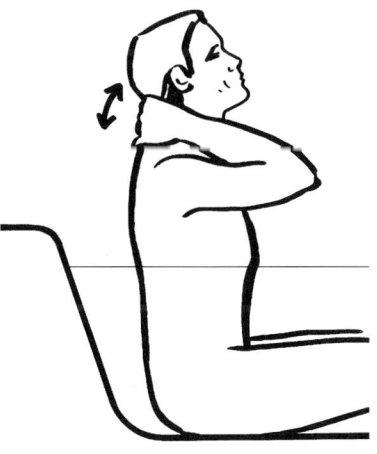

ÜBUNG 43

Training der Halswirbelsäule

Sie halten den Kopf aufrecht und fassen mit der linken Hand seitlich über den Kopf.

Pressen Sie nun den Kopf gegen den Widerstand der gekrümmten Finger nach rechts.

Nach sechs Sekunden wiederholen Sie die Übung mit der rechten Hand und pressen den Kopf gegen den Widerstand der Hand nach links.

Der Kopf sollte dabei aber immer gerade bleiben. Kopf und Hand sind sozusagen gleich stark.

Diese isometrische Übung stärkt die seitlichen Nackenmuskeln.

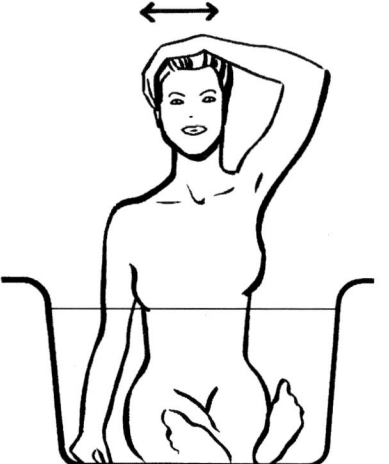

ÜBUNG 44

Training der Halswirbelsäule

Legen Sie beide Handballen an die Stirn, als ob Sie Kopfschmerzen hätten. Pressen Sie etwa sechs Sekunden Ihre Stirn gegen den Druck der Hände.

Diese Übung kräftigt die Halsbeugemuskulatur und beugt dem Doppelkinn vor.

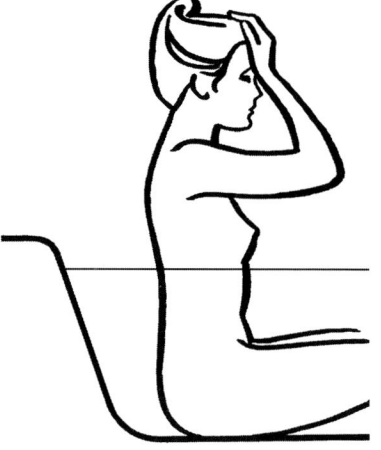

ÜBUNG 45

Training der Halswirbelsäule

Beugen Sie den Kopf weit vor, und wenden Sie ihn langsam von rechts nach links, als würden Sie ganz traurig nein sagen.

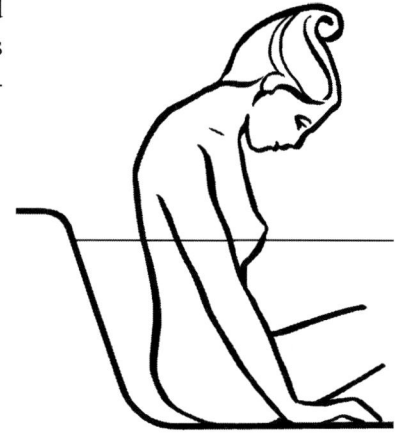

ÜBUNG 46

Training der Halswirbelsäule

Schauen Sie geradeaus, und wenden Sie den Kopf nach rechts. Wenn Sie den Kopf nicht mehr weiter nach rechts bewegen können, senken Sie ihn, und wenden Sie ihn in gesenktem Zustand langsam nach links.

Wenn Sie den linken Zielpunkt erreicht haben, heben Sie den Kopf wieder, und wenden Sie ihn langsam zur Mitte zurück.

Wiederholen Sie die Übung dreimal langsam und geschmeidig.

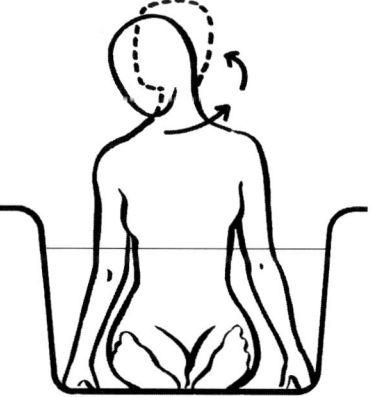

NACH DEN ÜBUNGEN

Sie haben einen Teil der beschriebenen Übungen gemacht oder nur einfach die wunderbaren Lockerungsübungen, um Ihre Wirbelsäule gründlich zu entspannen.

Waschen Sie sich anschließend mit einem gut rückfettenden Bademittel, und steigen Sie *richtig* aus der Wanne:

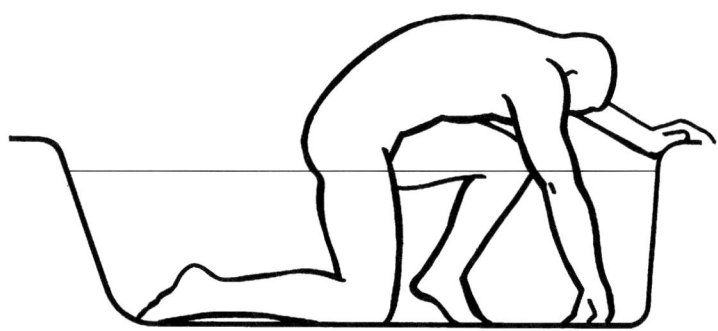

Gehen Sie in die Knie, stützen Sie sich zuerst mit den Händen am Wannenboden ab und dann am Wannenrand. Bevor Sie sich aus der Wanne erheben, machen Sie bitte noch einmal einen kräftigen Katzenbuckel, um Ihre Wirbelsäule so richtig zu dehnen.

Nach dem Bad sollten Sie kalt duschen, damit sich alle Hautporen wieder schließen. Wenn Sie das zuviel Überwindung kostet, versuchen Sie es wenigstens mit den Beinen. Die Venen sind in der Wärme etwas schlaff geworden. Durch einen kalten Beinguß ziehen sie sich wieder zusammen, und Sie fühlen sich gleich viel frischer.

Auch beim Abtrocknen können Sie noch Bewegungen einbauen, die Sie sonst wahrscheinlich selten machen:

Nehmen Sie das zusammengefaltete Handtuch, und führen Sie es seitlich erst nach links und dann nach rechts über den Rücken. Dann trocknen Sie Rücken und Nacken nochmals von oben nach unten.

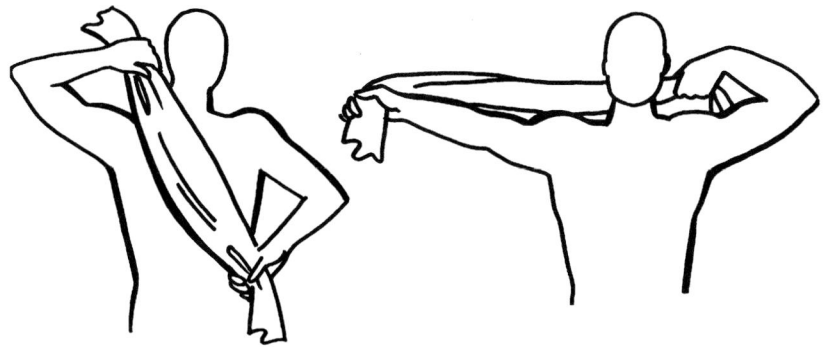

Sie sollten sich jetzt viel besser fühlen als nach langem Gedöse in der Wanne, und Sie können sicher sein, in dieser halben Stunde Bade- und Gymnastikzeit mehr für Ihren Körper getan zu haben, als wenn Sie nur in einem Buch geschmökert hätten – es sei denn, in diesem ...

BEWEGUNG IST LEBEN

Vergessen Sie nicht: Ihr Körper besteht aus lebendigem und sich ständig neu bildendem Gewebe, er kann sich also jeder Situation anpassen und handelt dabei ganz und gar ökonomisch:

Wo lange Muskeln gebraucht werden, bildet er lange Muskelfasern, wo kurze Muskeln gebraucht werden, bildet er kurze. Wenn Sie nun ständig krumm vor Ihrem Schreibtisch sitzen und sich angewöhnt haben, vorgeneigt zu gehen, kommt es sehr bald zu einer Erschlaffung, ja sogar Verkürzung der Bauchmuskulatur, die Mediziner sprechen von posturalen Muskeln. Das heißt, der Körper stellt sich auf immer wiederkehrende Situationen ein und verharrt sozusagen in der schlechten Haltung.

Die Rückenmuskeln, die eigentlich die Aufgabe haben, den Körper aufzurichten, müssen sich zwangsläufig dehnen (phasische Muskeln). Sie verlieren aber dadurch an Spannkraft und haben immer mehr Mühe, den Körper aufzurichten, das heißt: Sie verkrampfen sich und machen Beschwerden.

Zur Vorbeugung gegen ebendiese Rückenbeschwerden und zur Linderung von Schmerzen, die durch noch nicht allzuweit fortgeschrittene Schäden entstehen, hilft nur tägliches Dehnen und Strecken des Körpers, dauerndes, bewußtes Einüben der geraden Haltung, besonders in Alltagssituationen. Nur dann kann Ihre Muskulatur die angestrebte Harmonie aufrechterhalten, und Ihre Wirbelsäule wird weitgehend entlastet und damit beschwerdefrei.

Denken Sie auch daran, daß Optimismus und Dynamik nicht nur genetisch bedingte Charaktereigenschaften sind. Sie selbst können viel dazu beitragen, ein positives Lebensgefühl zu erwerben. Körper und Seele stehen in ständiger Wechselwirkung. So kommt es durch körperliche Bewegung zur vermehrten Ausschüttung von Endorphinen. Das sind körpereigene Stoffe, die Schmerzen lindern und für eine gute Stimmungslage sorgen.

Viel Sauerstoff im Blut bringt Sie nicht nur seelisch in Hochstimmung, ihre Haut und ihre Organe werden besser durchblutet,

Schlacken werden schneller abtransportiert und damit der Körper entgiftet. Mehr Sauerstoff, um all diese positiven Arbeiten zu erledigen, kommt aber nur durch mehr Bewegung ins Blut.

Wenn Sie schon an Wochentagen keine Zeit und keine Möglichkeit haben, einen Waldlauf zu machen, dann bewegen Sie sich wenigstens bei jeder nur möglichen Gelegenheit. Bewegung vertreibt depressive Stimmungen. Bewegung bedeutet für Sie in jeder Weise ein besseres Leben bis ins hohe Alter, und ein besseres Leben sollten Sie sich gönnen, denn Sie leben (möglicherweise) nur einmal.

SIE HABEN NUR EINE WIRBELSÄULE – TUN SIE ETWAS FÜR SIE!

Da Sie nicht jeden Tag in der Badewanne sitzen oder an manchen Tagen überhaupt nur duschen, möchte Ihnen dieses Buch noch einige weitere Möglichkeiten aufzeigen, wie Sie Wirbelsäulengymnastik und Bauchmuskeltraining fast unbemerkt in Ihren Tagesablauf einbauen können, ohne daß Sie zusätzlich Zeit dafür aufwenden müssen – auch wenn Ihnen Ihre Gesundheit etwas mehr Zeit allemal wert sein müßte.

Denken Sie selbst nach, wann in Ihrem Tagesablauf Pausen entstehen. Haben Sie beispielsweise zu Hause oder im Büro einen Computer oder einen Kopierer, vor dem Sie wartend herumsitzen, während das Gerät sich langsam auf Betriebswärme bringt? Machen Sie inzwischen die Nackenmuskelübungen (40–46) aus dem Badewannenprogramm. Oder halten Sie sich beispielsweise mit beiden Händen an der Türschnalle fest, stellen Sie sich auf die Zehenspitzen, die Fersen zur Abstützung aneinandergelehnt. Nun gehen Sie leicht in die Hocke, die Wirbelsäule samt Oberkörper bleibt völlig gerade. Richten Sie sich dann mit Hilfe der Beinmuskulatur langsam wieder auf. Bauch- und Rückenmuskulatur spannt sich automatisch an und wird daher auch trainiert. Etwas weniger auffällig sind die effizienten isometrischen Übungen, die sich leicht in Büropausen durchführen lassen.

Wichtig ist, daß Ihnen diese kleinen Übungen zwischendurch zur täglichen Gewohnheit werden.

Es kostet nicht nur viel Überwindung, konsequent Sport zu treiben, sondern auch einen gut Teil Ihrer Freizeit. Aber es kostet Sie gar nichts, zwischendurch regelmäßig zu trainieren, und gerade auf die Regelmäßigkeit kommt es an, die bei sportlichen Aktivitäten ja nicht immer gegeben ist. Einmal in der Woche joggen oder Aerobic betreiben bringt gar nichts. Im Gegenteil: Allzu brüskes Durchführen dieser Sportarten schadet der Wirbelsäule mehr, als es dem Körper nützt. Sie können sich aber zum Beispiel für die

Bandscheiben ungefährliche Übungen aus dem Aerobicprogramm heraussuchen und bei Discomusik in der Küche ausprobieren, während Sie warten, bis die Milch kocht.

Tanz, sofern Sie ihn nicht professionell betreiben, ist eine besonders gute Therapie für alle Beschwerden des Bewegungsapparates. Mit vierzig nochmals gemeinsam mit dem Partner eine Tanzschule zu besuchen, gibt der Ehe ebenso neuen Schwung wie den rostenden Gelenken.

Im Rhythmus der Musik bewegt sich der Körper harmonischer. Wiegen Sie sich im Takt, erfinden Sie eigene Figuren. Lösen Sie sich von den starren, gewohnheitsmäßigen Alltagsbewegungen. Bald werden Sie bemerken, wie der Tanz in Ihr Leben übergeht. Sie bewegen sich weicher, elastischer und mit Freude.

Freude an der Bewegung aber erhält Sie lange jugendlich und gesund.

Bewegungsprobleme sind nicht nur eine Alterserscheinung. Die sogenannte Bechterewsche Krankheit etwa, bei der sich die Wirbelsäule und ein Großteil der Gelenke chronisch versteifen, befällt vor allem junge Männer.

Erstaunlich ist, daß jene Gelenke langsamer versteifen, die trotz Schmerzen regelmäßig bewegt werden, wie zum Beispiel die Gelenke des rechten Armes bei Rechtshändern. Diese Tatsache weist eindeutig darauf hin, daß durch Bewegung, auch wenn sie Schmerzen verursacht, der Teufelskreis Schmerz = Bewegungslosigkeit = noch mehr Schmerz durchbrochen und die Mobilität aufrechterhalten werden kann.

Für die Bechterewsche Krankheit wurde ein eigenes Gymnastikprogramm entwickelt, das natürlich hier nicht zur Debatte steht. Für den noch nicht erkrankten, aber bereits bewegungsträgen Büromenschen genügen ein paar allgemeine Tips, die Sie beherzigen sollten, wenn Sie steifen Gelenken wirkungsvoll vorbeugen oder sie wieder beweglicher machen wollen.

1. Sie ignorieren künftig den Lift, wenn das Haus nicht mehr als fünf Stockwerke hat. Steigen Sie Treppen möglichst zu Fuß

hinauf, aber nicht mit gekrümmtem Rücken und der Anstrengung des ganzen Körpers. Nein, richten Sie sich gerade auf, und benützen Sie nur die Kraft Ihrer Beinmuskeln zum Heben des Körpers. Das stärkt sowohl Bein- und Bauch- als auch Herzmuskeln.
2. Autofahren ist gesund, wenn Sie das Auto wegen Parkplatzmangels sowieso in einem anderen Stadtteil parken müssen und bis zum Bestimmungsort zu Fuß gehen.
3. Sind Sie erst einmal so weise, gleich mit öffentlichen Verkehrsmitteln zu fahren, können Sie die Wartezeit an der Haltestelle sinnvoll nutzen:
Sie spannen zum Beispiel die Bauchmuskulatur so richtig an (wie leicht trägt sich da das Rückgrat!) und gehen langsam und bewußt auf und ab. Oder stehen Sie einmal wirklich aufrecht: Beine leicht gespreizt, Rücken gerade, Gesäß angespannt und Kopf geradeaus, sechzig Sekunden lang. Anschließend entspannen Sie sich wieder. Diese Übung wiederholen Sie, bis der Bus kommt.
4. Bald merken Sie, daß es einfacher ist, die Bauchmuskulatur zu spannen, wenn der Bauch nicht voll ist. Sie gehen also *immer* bewußt aufrecht und stolz – wie in Punkt 3 eingeübt – an der Konditorei vorbei!
5. Es ist weniger gefährlich, auf großem Fuß zu leben als auf zu hohen Absätzen.
6. Die Chinesen sagen: Beuge dein Knie, aber nie deinen Rücken. Dies gilt insbesondere für die Hausarbeit, wie Sie im nächsten Abschnitt sehen werden.

GYMNASTIK BEI HAUS- UND GARTENARBEIT

Mit welcher Hausarbeit Sie auch immer beschäftigt sind, helfen Sie Ihrem Körper in dieser für ihn schwierigen Position:

Stehen Sie möglichst breitbeinig auf flachen Schuhen vor Ihrem Arbeitstisch, die Knie nicht durchgedrückt (blockiert), sondern leicht gebeugt.

Neigen Sie nicht den ganzen Körper nach vor, um in den Kochtopf zu sehen, sondern nur den Kopf. So belasten Sie nicht Ihre Rückenmuskulatur, dehnen aber die Nackenmuskeln, denen das guttut.

Die gleiche Haltung sollten Sie vor dem Bügelbrett und beim Geschirrabwaschen einnehmen, aber auch bei Ihrer Arbeit am Bankschalter oder am Verkaufspult.

Selbstverständlich achten Sie beim Kauf einer Küche immer darauf, daß alle Arbeitsflächen ihrer Körpergröße angepaßt sind. Arbeiten Sie an für Sie zu niedrigen Schränken, beugen Sie sich bitte trotzdem nicht vor, sondern stellen Sie sich lieber noch etwas breitbeiniger hin, bzw. versuchen Sie, bei den meisten Arbeiten zu sitzen.

Wichtig: Singen Sie bei der Arbeit, oder hören Sie gute Musik. Bei Mozart-Sonaten sollen angeblich sogar Kühe reichlicher Milch geben.

BÜCKEN SIE SICH RICHTIG?

Eine der häufigsten Bewegungen im Haushalt ist wohl das Bücken. Gerade beim Bücken bewegen sich aber die meisten Menschen falsch und strapazieren dadurch ihre Wirbelsäule.

Auf keinen Fall sollten Sie sich einfach hinunterbeugen. Insbesondere, wenn Sie sich nur schnell nach unten beugen, ohne sich abzustützen (siehe Skizze). Es kostet Ihre Rückenmuskulatur eine enorme Anstrengung, um Sie aus dieser Position wieder aufzurichten. Wundern Sie sich nicht über Schmerzen, wenn Sie sich falsch bewegen.

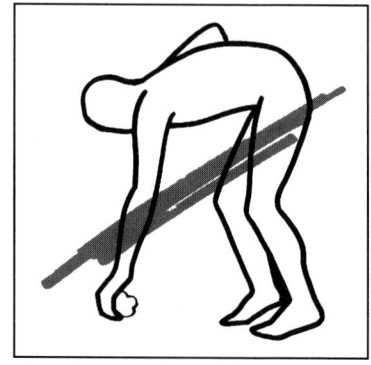

Schon besser ist es, wenn Sie leicht in die Hocke gehen, sich mit Hand oder Unterarm auf den Oberschenkel stützen und aus dieser Position auf den Boden greifen (1). Eventuell die Knie spreizen, damit Sie tiefer hinunterkommen.

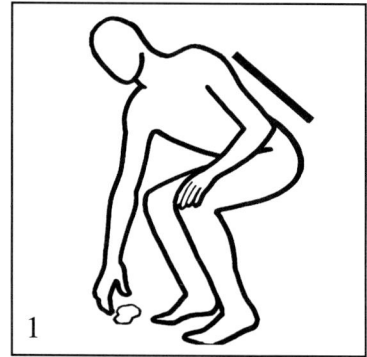

Eine andere Möglichkeit ist gleichzeitig ein enormes Training für Ihre Beinmuskulatur. Sie gehen mit geradem Rücken in die Hocke und greifen nach dem Gegenstand (2). Stehen Sie nur mit der Kraft Ihrer Beinmuskeln wieder auf, wobei Sie sich gegebenenfalls festhalten.

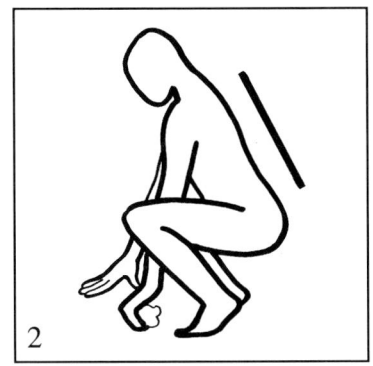

Diese Bewegungsabfolge können Sie auch anwenden, wenn Sie schwere Gegenstände, etwa Kisten, aufheben müssen. Falls Sie eine Venenerkrankung haben oder aus anderen Gründen nicht gerne in die Hocke gehen, gibt es für Sie die dritte Möglichkeit: Gehen Sie einen großen Schritt zur Seite. Das „gehende" Bein wird dabei automatisch gebeugt, das andere Bein ist nun zur Seite ausgestreckt. Sie stützen sich mit einer Hand auf dem gebeugten Bein ab, drücken den Oberkörper aus dem Becken heraus nach unten – möglichst ohne Ihre Brustwirbelsäule zu beugen (3). Beim Wiederaufrichten stemmen sie sich mit der aufgestützten Hand hoch. Es dauert länger, die Bewegung zu beschreiben, als sie auszuführen, und Sie werden sich bald daran gewöhnen.

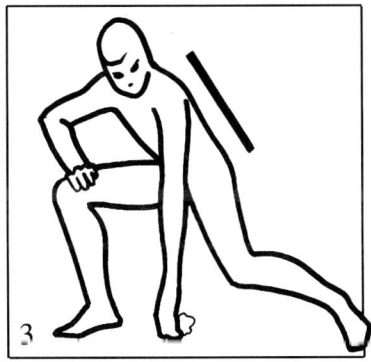

Besonders sportliche Hausfrauen und -männer können natürlich auch mit gestreckten Beinen eine Grätsche machen und den Rumpf bei gerader Wirbelsäule nach unten beugen (4). Beim Aufrichten sollten Sie möglichst mit beiden Händen Ihren Beinen entlanggleiten, um sich abzustützen.

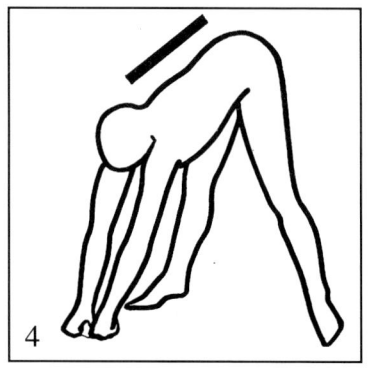

Blockieren Sie bitte bei der Rumpfbeuge nie Ihre Knie. Lassen Sie sie immer nur ganz leicht durchgedrückt. Sie werden trotzdem spüren, wie die hintere Beinmuskulatur gestreckt wird. Diese Muskeln werden nämlich durch dauerndes Sitzen im Büro schlaff. Durch diese Übungen bekommen Sie auch noch wohlgeformte Beine.

SIND IHRE BEWEGUNGEN HARMONISCH?

Wenn Sie Arbeiten vor sich haben, bei denen sich die Handgriffe öfter wiederholen, probieren Sie eine Art Choreographie: etwa den Tanz „Ich hänge Wäsche auf". Dabei bewegen Sie sich gleichmäßig und fließend, als würden Sie diesen Tanz auf einer Bühne vorführen. Vielleicht dauert die Arbeit dadurch etwas länger, aber Sie werden sie nicht mehr als lästige Pflicht empfinden.

Sie haben inzwischen eine Waschmaschine und einen Wäschetrockner und machen solche Arbeiten nicht mehr? Gut, dann denken Sie zum Beispiel an die „kleine Wäsche" im Waschbecken:

Sie spannen und entspannen beim Auswringen nicht nur den größten Teil der Muskulatur der Ober- und Unterarme, sondern auch die Nackenmuskulatur.

Stellen Sie sich breitbeinig vor das Waschbecken. Pressen Sie zuerst das Wäschestück ein paar Mal mit aneinandergelegten Händen, und waschen Sie dann erst die schmutzigen Stellen aus. Bewegen Sie die Arme aus den Schultergelenken heraus, wenn Sie die Wäsche auswringen. Spüren Sie, wie viele Muskeln bewegt werden? Schauen Sie in den Spiegel über Ihrem Waschbecken: Sieht es nicht aus, als wollten Sie eine moderne Tanzfigur einstudieren?

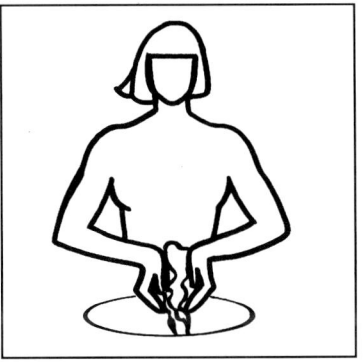

Tip: Schwemmen und wringen Sie Ihre Wäsche nie in kaltem Wasser oder nur ganz kurz.

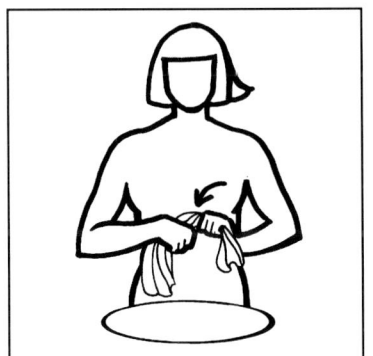

Müssen Sie etwas vom Boden aufwischen? Milch, die Ihr Sprößling vor dem Kühlschrank verschüttet hat, bevor er eiligst in die Schule lief? Machen Sie dabei doch die Päckchen- und die Katzenbuckelübung, und Ihre Abneigung gegen diese Arbeit verwandelt sich in Freude am eigenen Körper.

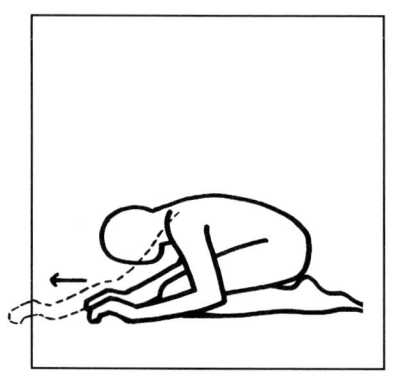

Sie knien auf einem kleinen Kissen oder auf einem zusammengelegten Tuch und „falten" ihren Körper auf kleinstem Raum zusammen. Atmen Sie dabei aus. Nun atmen sie wieder ein und ziehen Ihren Körper mit weit vorgestreckten Armen nach vor – Sie wischen. Nun machen Sie einen Katzenbuckel und ziehen damit die Arme mit dem Tuch wieder an sich.

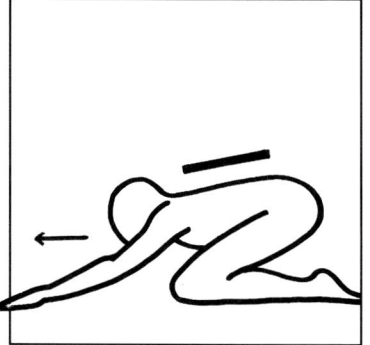

Wenn Sie, lieber Leser, auf diese Art die Garage säubern, können Sie dabei mehr für die Rücken- und Bauchmuskulatur tun als auf dem Sportplatz. Solche Arbeiten macht grundsätzlich Ihre Putzfrau? Bitte schenken Sie Ihr ein Exemplar dieses Buches zu Weihnachten. Auch sie hat ein Anrecht auf einen gesunden Rücken.

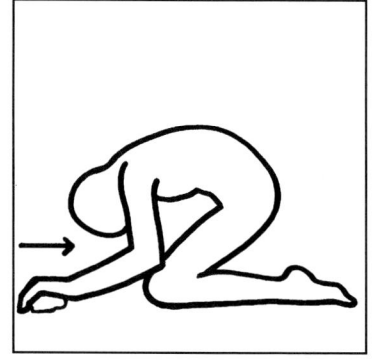

Warum ist der runde Rücken manchmal gut (bei der Katzenbuckelübung) und manchmal schlecht (beim Bücken oder Tragen)? Beim sogenannten Katzenbuckel steht die Wirbelsäule nicht unter Druck, weil Sie sich ja mit beiden Armen abstützen.

Niemals aber sollten Sie einen Buckel machen, ohne sich abzustützen – wie Sie es zum Beispiel beim schnellen Aufheben eines Gegenstandes vom Boden häufig tun. Beobachten Sie Ihre Bewegungen aufmerksam, und gewöhnen Sie sich daran: immer das Knie beugen und nicht den Rücken!

Grundsätzlich gilt: Wann immer Sie auf dem Boden arbeiten oder etwas aufheben wollen, gehen Sie in die Hocke, oder bewegen Sie sich auf allen vieren. Bewegung an sich schadet weder der Wirbelsäule noch den Gelenken. Die Bewegung muß nur ohne Belastung des jeweiligen Bereiches möglich sein.

SUCHEN SIE RICHTIG?

In jedem Haushalt gibt es unterste Schubladen. Ihre Lieblingskrawatte ist meistens darin versteckt. Es ist äußerst belastend für Ihr Rückgrat, wenn Sie die Schublade so wie in Skizze A dargestellt durchsuchen.

Setzen Sie sich lieber wie in Skizze B auf den Boden. Spreizen Sie die Knie seitlich weg, und lassen Sie die Füße locker seitlich liegen. Das Becken schieben Sie leicht nach vor, und das Rückgrat halten Sie gerade. Nun haben Sie die Arme frei und bekommen keinen roten Kopf beim Suchen.

Kleine Kinder sitzen in dieser Stellung, weil sie ihnen den sichersten Halt gibt.

Wenn Sie keine Krampfadern haben, können Sie auch wie ein Yogi sitzen. Vielleicht fällt Ihnen in Meditationspose eher ein, wo die Socken wirklich sind.

Wichtig: Beim Aufstehen gehen Sie erst in die Hocke, und dann richten Sie sich, möglichst ohne den Rücken zu beugen, auf, bis Sie stehen. Natürlich können Sie sich dabei am Schrank festhalten.

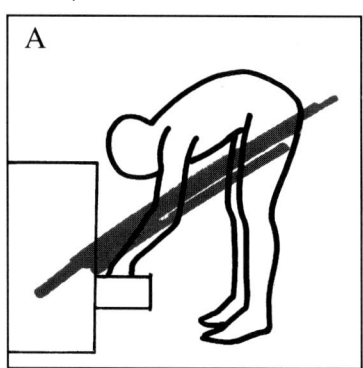
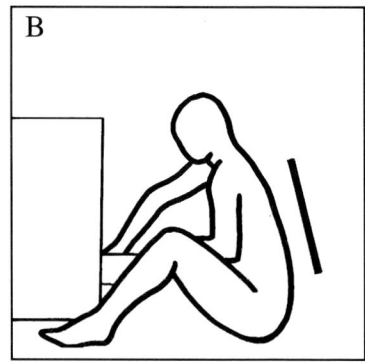

Wenn Sie Schwierigkeiten haben, vom Sitzen wieder auf die Beine zu kommen, probieren Sie zumindest die in Skizze C aufgezeigte Lösung: Gehen Sie in die halbe Hocke, und lehnen Sie sich dann über Ihr angewinkeltes Bein hinunter.

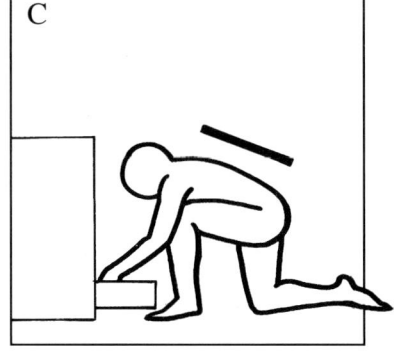

DAS STAUBSAUGER-BALLETT
(AUCH FÜR RASENMÄHER GEEIGNET)

Sie müssen nicht gleich Ballettschuhe kaufen und den Spitzentanz einüben. Aber nutzen Sie doch jede Ihrer Arbeiten – und insbesondere die unangenehmen – zu gezielten Bewegungsübungen.

Wenn Sie zum Beispiel einen fahrbaren Staubsauger besitzen, können Sie sehr schöne Übungen damit machen.

Sie fahren mit dem Staubsauger vom Körper weg, bleiben aber selbst auf dem Platz stehen und halten die Balance dadurch, daß Sie ein Bein seitlich wegstrecken und einen Arm hochheben. Beim Weitergehen Seitenwechsel.

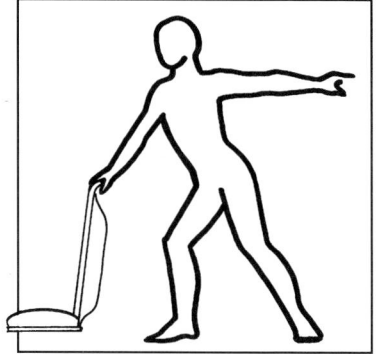

Oder Sie gehen in die Grätsche, während Sie mit dem Staubsauger die nötigen Bewegungen machen, selbstverständlich ohne den Rükken zu beugen. Ein Rasenmäher als Partner ist genauso gut. Beim Aufrichten unbedingt aufstützen.

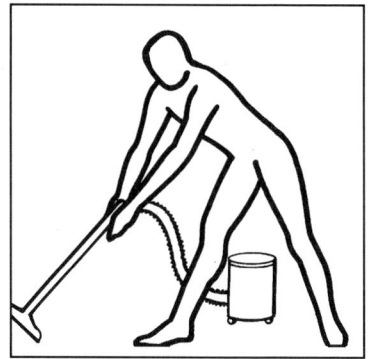

Sind Sie mit der Arbeit fertig, entspannen Sie sich in der Kutscherstellung. Hier dürfen Sie ausnahmsweise auch einmal den Rücken beugen. Warum? Er ist durch beide Arme, die auf Ihren Knien ruhen, abgestützt und somit nicht belastet.
So können Sie herrlich meditieren und sich entspannen.

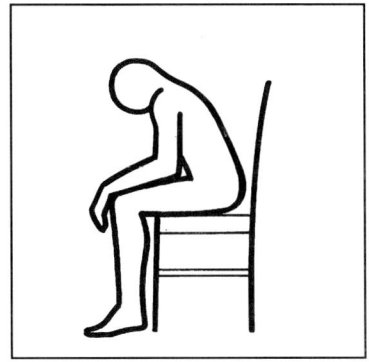

Wichtig: Lümmeln Sie nicht mit gekrümmtem Rücken auf Hockern herum. Wenn Sie schon mal auf einem Hocker sitzen müssen: Beine spreizen, ordentlich aufstützen und Rücken gerade halten.

Alle für den Haushalt empfohlenen Übungen gelten selbstverständlich auch für Gartenarbeiten und ähnliche Bewegungsmuster. Sie finden sicher in Ihrem Arbeitsablauf noch manche Möglichkeit, Bewegungsübungen einzubauen.

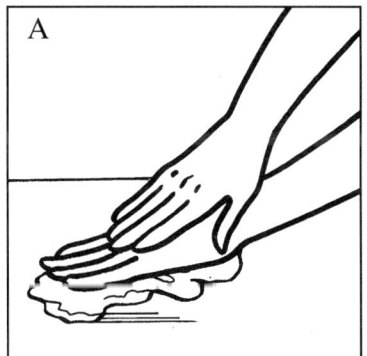
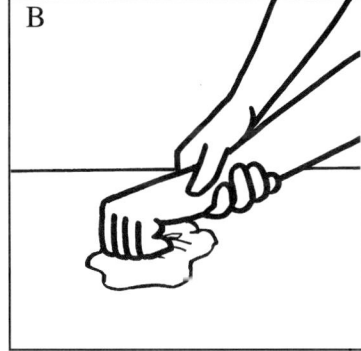

Noch ein Tip für die Handarbeit: Lassen Sie Ihre rechte Hand nicht alle Arbeit verrichten. Benützen Sie – auch wenn Sie nicht Linkshänder sind – soviel wie möglich beide Hände. Masseure verstärken zum Beispiel den Druck einer Hand dadurch, daß Sie die andere darauflegen (siehe Skizze A).

Ihre Hand gewinnt auch mehr Kraft, wenn Sie die andere als Kraftband benützen (siehe Skizze B).

Es gibt viele Arbeiten im Haushalt, bei denen Sie Ihren Körper so richtig strecken können. Nicht immer müssen Sie auf einen Stuhl steigen, um ein Buch in eines der oberen Regale einzuordnen. Sie sind größer, als Sie denken. Strecken Sie sich richtig, stellen Sie sich auf die Zehen! Aber entspannen Sie dann wieder bewußt. Die Übung mit der anderen Hand wiederholen, denn Dehn- und Streckübungen müssen grundsätzlich immer auf beiden Körperseiten ausgeführt werden.

NEHMEN SIE ZUM BÜGELN DEN KOCHTOPF?

Nein, natürlich nicht. Sie haben für jede Tätigkeit das richtige Werkzeug. Warum also benützen Sie Ihren Körper so oft falsch? Ihr Körper ist ein Werkzeug, das ebenfalls physikalischen Gesetzen unterliegt und das Sie in vielerlei Arten gezielt einsetzen können, um Ihre Aufgaben zu bewältigen. Sehen Sie auf der untenstehenden Skizze, wie Sie dieses Werkzeug Körper so einsetzen können, daß es Ihnen lange gesund erhalten bleibt.

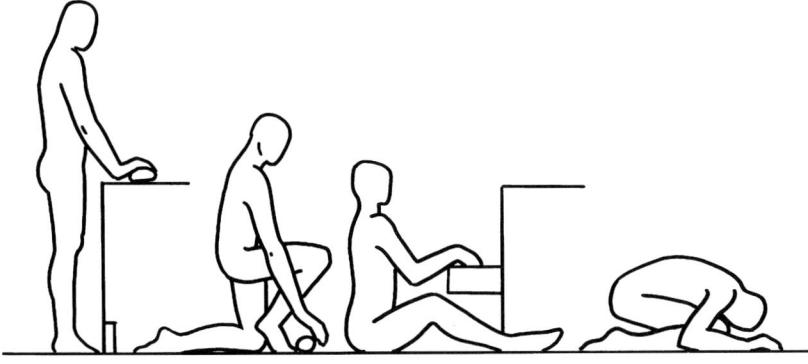

Hausarbeit ist Schwerarbeit, darüber gibt es keine Diskussion. Ein Haushalt mit drei Kindern läßt sich nicht tanzend und tändelnd bewältigen. Trotzdem können Sie auch in einem Profihaushalt von richtigen Bewegungsabläufen profitieren, die Sie sich selbst erarbeiten müssen: zugeschnitten auf Ihre Bedürfnisse und Möglichkeiten. Dieses Buch kann Ihnen dazu nur Anregungen geben, und – bitte – bedenken Sie eines: Sie sind kein Opfer Ihrer Tätigkeit, sondern der Boß!

KAUFEN SIE RICHTIG EIN?

Heute weiß jeder, daß man seine Einkäufe möglichst auf zwei etwa gleich schwere Taschen aufteilen sollte, so daß man die Last, auf beide Arme verteilt, tragen kann. Die Praxis sieht oft anders aus.

Das schädigt nicht nur die Bandscheiben. Auch sämtliche Bänder, Sehnen und Muskeln der Arme und Gelenke werden durch die einseitige Belastung überdehnt. Wenn Ihre Kinder beim Einkaufen helfen, lassen Sie sie die Sachen in einem kleinen Rucksack tragen. Benützen Sie überhaupt soweit als möglich technische Hilfsmittel, die Ihnen das Tragen und Heben ersparen. Sie sind kein Kuli und werden nicht dafür bezahlt, sich das Kreuz zu ruinieren.

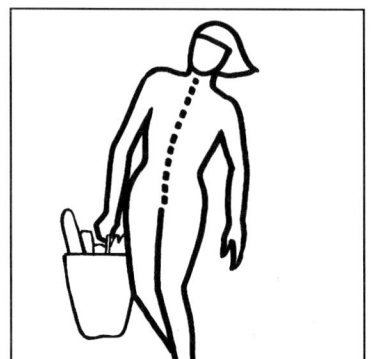
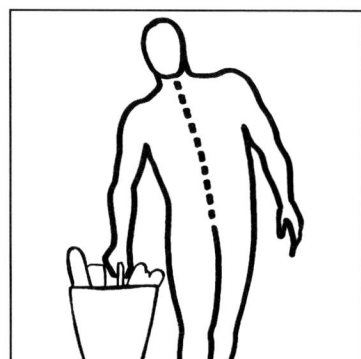
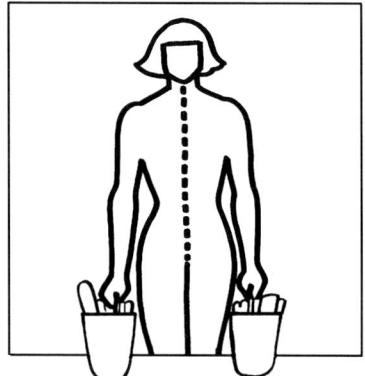

So tragen Sie (nicht zu schwere) Einkaufstaschen, Koffer und Reisetaschen richtig.

Der Supermarkt ist nicht nur zum Einkaufen da, er bietet auch ideale Übungsbedingungen. Sie können wunderbar gerade und aufrecht gehen, wenn Sie die Hände auf dem Einkaufswagen abstützen. Bauchmuskeln anspannen und Kopf hoch! Die besonders guten Angebote sind ohnehin in dieser Blicketage ausgebreitet.

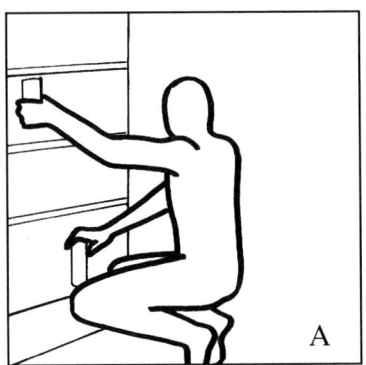

Haben Sie trotzdem in einem der unteren Regale etwas erspäht, dann gehen Sie mit gerade gehaltenem Rücken in die Hocke, die Fersen leicht aneinandergelehnt und angehoben. Stützen Sie sich mit einer Hand am Regal ab, wenn Ihre Beinmuskulatur noch nicht stark genug ist. In gleicher Weise richten Sie sich aus dieser Position wieder auf (Skizze A).

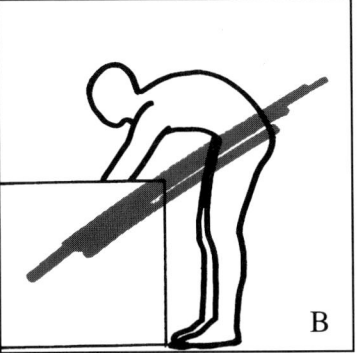

Beugen Sie sich nicht rundrückig über die Kühltruhe wie in Skizze B. Spreizen Sie die Beine leicht, und beugen Sie den Körper gerade vor, während Sie sich mit einer Hand am Rand der Kühltruhe anhalten. So strecken Sie Ihre Gesäß- und hintere Beinmuskulatur und belasten nicht den Rücken (Skizze C).

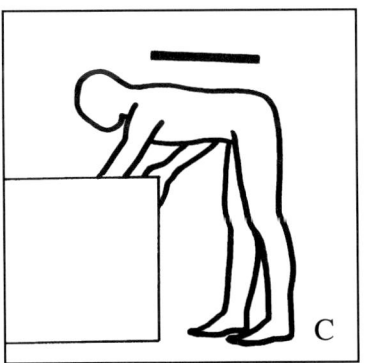

87

SO SCHLAGEN SIE KAPITAL AUS WARTEZEITEN

Wenn Sie an der Kasse oder Bushaltestelle warten müssen, seien Sie nicht nervös. Das halbe Leben ist Warten, und auch Wartezeiten kann man nützen:

Atmen Sie einmal etwas bewußter und tiefer.

Spreizen Sie die Finger, so weit Sie können, lassen Sie anschließend locker, das hält sie gelenkig.

Machen Sie eine Faust (möglichst nicht gegen die Kassiererin gerichtet), und öffnen Sie die Hand wieder.

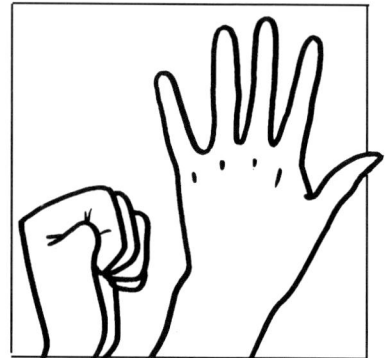

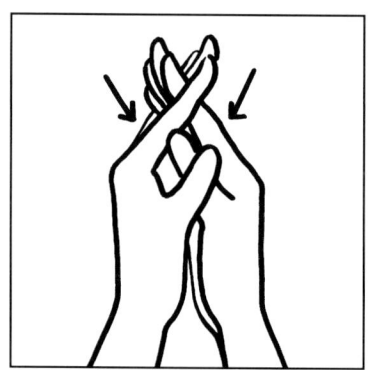

Reiben Sie die Finger verschränkt ineinander, das massiert die Gelenke.

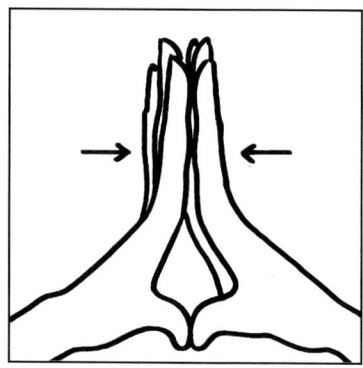

Biegen Sie die Finger gegeneinander.

Ein Kölner Professor behauptet sogar, daß Fingerübungen wie beim Maschinschreiben die Gehirntätigkeit positiv beeinflussen. Das mag erklären, warum Sekretärinnen mitunter gewitzter sind als ihre Chefs.

Sehen Sie sich ruhig im Supermarkt oder an der Haltestelle nach beiden Seiten um. Machen Sie mit einem Wort die Nackenmuskelübungen aus dem Badewannenprogramm.

Es fällt auch kaum jemandem auf, wenn Sie zwischendurch die Schultern heben und sinken lassen oder die Arme ausschütteln. Auch Schulterrollen (vor und zurück) hilft tagsüber immer wieder, die Nacken- und Schultermuskulatur zu entspannen.

Wenn Sie sitzend warten, machen Sie Fußbeweglichkeitsübungen: Zehen des einen Fußes vorstrecken, Zehen des anderen Fußes so weit wie möglich gegen den Unterschenkel biegen, dann wechseln . . .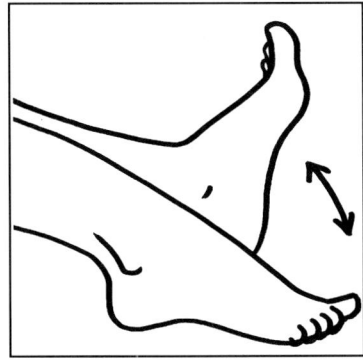

Wenn Sie eine Dame über Dreißig sind, können Sie auch unauffällig in allen Wartesituationen Ihre Beckenbodengymnastik machen. Das erspart Ihnen unter Umständen später einen Krankenhausaufenthalt zur Infusionstherapie oder gar einen chirurgischen Eingriff. (Sie wissen, wenn – insbesondere nach Geburten – die Muskulatur des Beckenbodens erschlafft, fällt die Gebärmutter vor, drückt auf die Blase und führt zu sehr unangenehmen Beschwerden beim Harnlassen.) Ihr Gynäkologe sollte Ihnen rechtzeitig erklären, was zu tun ist. Einmal völlig erschlaffte Muskeln sind nicht mehr oder nur sehr schwer durch Übungen wieder zu aktivieren, ein Termin beim Chirurgen ist dann unausweichlich.

LIEGEN SIE RICHTIG?

Wenn Sie abends müde sind nach Ihrem jetzt etwas aktiveren Tagesablauf, dann noch ein Tip für gesunden Schlaf: Sorgen Sie dafür, daß Ihre Wirbelsäule beim Schlafen gerade liegt.

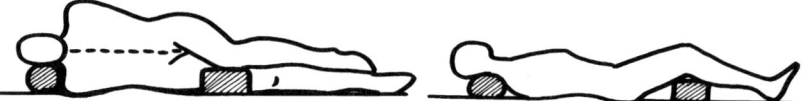

Eine Schlummerrolle ist besser als ein weiches Kissen. Und wenn Sie mit angezogenen Knien schlafen, unterstützen Sie das obenliegende Knie mit einem kleinen Schaumstoffwürfel. Dadurch drehen Sie die Wirbel nicht gegeneinander, was sich auf Dauer sehr ungünstig auswirkt. Diesen Schaumstoffwürfel können Sie auch zwischen Ihre Knie legen, wenn Sie beim Schlafen beide Beine anziehen. Das vermeidet Druckstellen auf den Knien und eben die Tendenz, ein Bein (wirbelsäulenverdrehend) über das andere hängen zu lassen. Beim Umdrehen im Schlaf nimmt man den Würfel automatisch mit.

Sind Sie Rückenschläfer, dann legen Sie sich eine Rolle oder ein Kissen unter die Knie, damit Ihr Rücken entspannt ist.

Schlafen Sie auf dem Bauch, gäbe es nur die Lösung, den Kopf über den Bettrand hängen zu lassen, damit die Halswirbelsäule nicht gedreht wird, aber dabei könnten Sie wohl kaum schlafen.

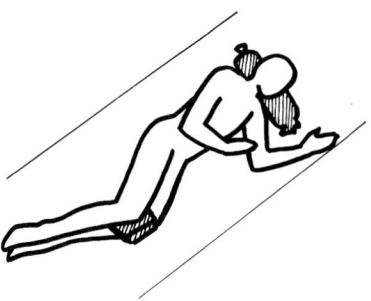

Also gewöhnen Sie sich lieber die seitliche Schlafposition an.

Schlafen Sie nie in Zugluft. Wählen Sie eine feste Gesundheitsmatratze, möglichst ohne Metallfederkerne.

Schreiben Sie Probleme, die Sie belasten, in ein Buch, bevor Sie schlafen gehen. Das befreit Sie von seelischem Druck und bringt Ihnen entspanntere Träume.

TEIL II
DIE ERNÄHRUNG FÜR ALLE,
DIE KEINE LUST ZU DIÄTEN HABEN

GESUNDE ERNÄHRUNG

Ausgangspunkt vieler Erkrankungen, die als Zivilisationskrankheiten bezeichnet werden, ist falsche Ernährung. Säure- bzw. Basenüberschuß, Übergewicht – und, was die Wirbelsäule betrifft, Fehlhaltung und Überbelastung des Skelettes sind die Folge.

Natürlich gibt es neben orthopädischen, internistischen, neurologischen oder dermatologischen noch viele andere Gründe der Schulmedizin und ganzheitlichen Heilmethoden, die eine ausgewogene Ernährung fordern.

Damit ist schon das Zauberwort gefallen: *Ausgewogenheit*. Das bedeutet, gemessen an einer genau bestimmten Größe, jeweils die rechte Menge, das richtige Maß anzuwenden, so daß Kohlehydrat-, Eiweiß- und Fettverbrauch im ausgewogenen Verhältnis zueinander stehen.

Das ist leichter gesagt als getan, besonders, wenn man die verschiedenen Körperbau- und Charaktervariationen, die momentane und langfristige Arbeitsbelastung und den individuellen Grundumsatz in die Berechnung einfließen lassen muß. Um es auf die Spitze zu treiben, könnte man auch noch die Aktivität und das Verteilungsmuster verschiedener Hormone auflisten und einkalkulieren. Unmöglich?

Unmöglich ist es nicht, aber eine Wissenschaft ließe sich daraus entwickeln. Und trockene Wissenschaft wollen wir nicht unbedingt in eine solch lustvolle, vom Menschen zur höchsten Raffinesse gebrachten Angelegenheit wie die Ernährung einbringen. Auch ist es nicht Ziel dieses Buches, einen Überblick über all die Diäten, Kuren und Möglichkeiten der Reduktionskost zu geben, sondern nur einen Vorschlag für ausgewogenes Essen. Dieser Teil des Buches soll Anstoß geben zur Hinwendung auf eine *kontrollierte Ernährung*.

Letztendlich sollte es unser Ziel sein, *ohne* Kuren und Diäten auszukommen. Durch strenge Diäten ist nämlich auf lange Sicht kein Lerneffekt gegeben, und alte Fehler im Grundschema der individuellen Ernährung treten immer wieder auf. Ein Erfolg auf Dauer bleibt daher meistens aus. Auch sollte man nicht vergessen, daß durch Monodiäten und Radikalkuren physische Schäden und sogar auch psychische Entgleisungen provoziert werden können.

Sollte aber eine medizinische Indikation vorliegen, möglichst bald Gewicht zu reduzieren, so hat dies unbedingt unter Aufsicht eines Arztes zu geschehen.

WOLLTEN SIE NICHT IMMER SCHON GESUND UND SCHLANK SEIN?

Dieses Buch ist für Menschen geschrieben, die keine Lust haben, sich zu kasteien, und keine Zeit, Sport zu betreiben. In Teil I haben Sie gelesen, wie Sie im Alltag mal hier, mal da durch Bewegung etwas für Ihre Gesundheit tun können.

In Teil II wollen wir nun den Kampf gegen die ungesunde Überernährung aufnehmen, ohne daß Sie sich über jede einzelne Kalorie Gedanken machen oder strenge Diäten einhalten müssen. Es gibt Diäten, die dem zu Rheuma neigenden Menschen sogar schaden, etwa die Salat-Schinken-Diät. Vergessen Sie also das Wort Diät, und ernähren Sie sich einfach gesund. Die für Ihren Körper erblich festgelegte Ideallinie kommt dann ganz von selbst.

Um gesund zu leben, müssen Sie erst einmal wissen, was Ihr Körper für Grundbedürfnisse hat. Wenn Sie dem Körper zur rechten Zeit zuführen, was er unbedingt braucht, dann hört er von selbst auf, zur falschen Zeit nach Dickmachern zu gieren. Die Überernährung mit vitalstoffarmer Nahrung führt nämlich oft zur Unterversorgung mit lebenswichtigen Nährstoffen.

Sie müssen nicht hungern! Sehen Sie sich den vollbepackten Tafelaufsatz der Zeichnung auf Seite 94 an. Das alles *müssen* Sie sogar essen! Es kommt nur auf das richtige Verhältnis an. Die unterste Platte mit dem Obst und Rohgemüse ist genauso groß wie die drei oberen Platten zusammen. Das heißt, daß Ihre Nahrung mindestens zur Hälfte aus Rohkost bestehen muß. Rohkost bringt Ihrem Körper die nötigen Vitamine und Vitalstoffe, die Minerale und Ballaststoffe, die er für einen funktionierenden Stoffwechsel braucht.

Die zweite Platte von unten zeigt die wichtigsten Kohlehydratlieferanten: Brot, Kartoffeln und Teigwaren. Kohlehydrate bringen dem Körper die schnelle Energie fürs tägliche Leben. Essen Sie mehr davon, als der Körper täglich verbraucht, lagert er ein, und das macht Sie dick.

Die dritte Platte zeigt den Aufbaustoff für den Körper, das lebenswichtige Eiweiß, aus tierischen und pflanzlichen Quellen. Die oberste und kleinste Platte ist jene mit den Fetten, die der Körper ebenfalls dringend braucht, aber nur in sehr geringen Mengen.

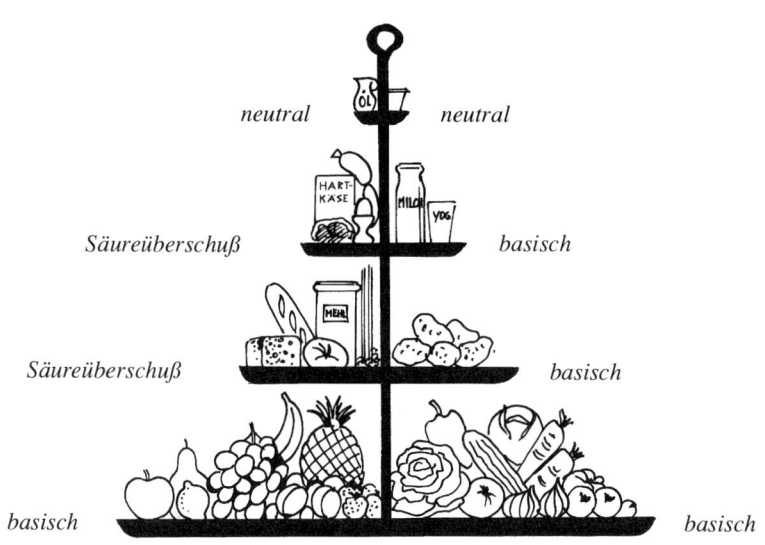

SO ESSEN SIE SICH GESUND

Nehmen Sie zwei gleich große Taschen, und füllen Sie eine davon beim Einkauf mit Obst und Gemüse an. In die andere geben Sie dann je zur Hälfte Brot, Teigwaren, Kartoffeln und zur anderen Hälfte Milchprodukte und ein wenig Fleisch. Sind beide Taschen ungefähr gleich schwer, haben Sie gesund eingekauft.

Verteilen Sie nun die eingekauften Früchte als Zwischenmahlzeit auf den ganzen Tag. Essen Sie ansonsten von der untersten und der zweituntersten Platte – also alle Kohlehydrate – bis zum Nachmittag. Die Eiweißnahrungsmittel der obersten Platte essen Sie am Abend, das Fett verteilen Sie nach Bedarf über den Tag. Auf diese Weise bringen Sie eine gewisse Ordnung in Ihre Speisenfolge, die Sie natürlich nicht sklavisch einhalten müssen, aber im großen und ganzen doch befolgen sollten. Damit haben Sie auch gleich das Grundprinzip der Trennkost verwirklicht, die wesentlich zur Entlastung des Verdauungsapparates beitragen kann.

Aber gehen wir im einzelnen durch, wieviel von jeder Nahrungsgruppe der gesunde Mensch wirklich zum Leben braucht. Sollten Sie bereits an Rheuma oder gar an Gicht leiden und nicht zur Vorbeugung, sondern zur Heilung an gesunder Ernährung interessiert sein, dann empfehlen wir das Buch „Rheuma, Schmerz und Gicht" von Professor Ulf Böhmig, Verlag Orac, das Ihnen minutiös genaue Nahrungsmittellisten bietet.

Hier soll nur ein Überblick gegeben werden, der zeigt, wie Sie durch richtige Auswahl und Menge der Nahrung gesund und leistungsfähig bleiben.

FETT – DIE KALORIENBOMBE

Der im Büro tätige Mensch braucht täglich nicht mehr als 10 Gramm mehrfach ungesättigte Fettsäuren. Bereits Kranke, auch Gichtkranke, benötigen die doppelte Menge und Leistungssportler die dreifache Menge, also 30 Gramm.

Wie kommen Sie zu mehrfach ungesättigten Fettsäuren?
Sie finden sie nicht in Wurst, fettem Schinken oder Fleischkäse! Mit diesen Dingen essen Sie nur sogenannte „gesättigte" Fettsäuren, die Ihren Körper belasten und dick machen.

Ungesättigte Fettsäuren kommen ausschließlich in pflanzlichen Produkten vor, zum Beispiel in Walnüssen und Sonnenblumenkernen und in kaltgepreßtem Öl dieser und anderer Kerne. (Achtung: Im so beliebten Kokosfett fehlen die ungesättigten Fettsäuren leider fast völlig.)

Essen sie täglich (sofern Sie keine krankheitsspezifische Diät halten müssen):
30 Gramm Walnüsse (eine kleine Handvoll)   *oder*
35 Gramm Sonnenblumenkerne   *oder*
$1^1/_2$ Eßlöffel Distelöl (im Salat)   *oder*
$1^1/_2$ Eßlöffel Maiskeimöl (z. B. in selbstgemachter Mayonnaise)

Dann haben Sie ausreichend gesundes Fett zu sich genommen. Meiden Sie gleichzeitig das versteckte und das „falsche" Fett wie die Pest: also kein Mettwurstbrot oder gar Speck!

EIWEISS – DER AUFBAUSTOFF

Sie brauchen täglich 80 Gramm hochwertiges Eiweiß. In diesen 80 Gramm Eiweiß sollten 14 Gramm essentielle Aminosäuren enthalten sein. Erst dann ist das Eiweiß auch wirklich hochwertig. Sie erinnern sich, aus Aminosäuren ist das Leben aufgebaut, und ohne die läuft – im wahrsten Sinne des Wortes – gar nichts auf unserer Erde.

Wo finden Sie hochwertiges Eiweiß?

In Milchprodukten, Eiern und Frischfleisch. Ihr täglicher Grundeiweißbedarf wird gedeckt durch:

1 Liter Milch	*oder*
1 Liter Joghurt	*oder*
1 Liter Kefir	*oder*
250 Gramm Quark (20% Fett i. Tr.)	*oder*
100 Gramm Magerkäse (Harzer Käse)	*oder*
130 Gramm Edamer und ähnlichen Käsesorten (30–40% Fett i. Tr.)	

Dieselbe Menge Eiweiß enthalten

160–180 Gramm Kalbfleisch	*oder*
170–220 Gramm Rindfleisch	*oder*
160–300 Gramm Schweinefleisch	*oder*
200–300 Gramm Hammelfleisch	*oder*
200–290 Gramm Fisch	

Bitte beachten Sie in diesen Tabellen das Wort „oder"!

Merken Sie etwas? Je fetter das Fleisch ist, das Sie essen, um so geringer wird der Eiweißgehalt. Das heißt, Sie müssen von fettem Fleisch mehr essen, um Ihren tatsächlichen Eiweißbedarf zu decken, werden aber gleichzeitig von dem überschüssigen Fett dick, während Ihr Körper hinsichtlich der Aufbaustoffe Mangel leidet! Sie sollten also unbedingt fettes Fleisch meiden. Machen Sie besonders beim Fleisch den Schritt von Quantität zu Qualität. Essen Sie lieber weniger, aber hochwertiges Fleisch.

Pflanzliches Eiweiß (zum Beispiel Soja) ersetzt tierisches Eiweiß nicht vollständig, weil es einige wichtige Aminosäuren in zu schwacher Konzentration enthält.

KOHLEHYDRATE – DIE ENERGIEBRENNSTOFFE

Kohlehydrate in Form von Körnerprodukten (Vollkornbrot, Weißbrot, Mehl, Teigwaren) sind ein wichtiger Bestandteil der Nahrung, da sie die täglich benötigte Energie liefern. Nun gibt es auch da wieder verschiedene Brennstoffe, genau wie in einem Ofen. Die dünnen Holzspäne (vergleichbar dem Zucker) brennen und verbrennen schnell. Das Pendant zur langbrennenden Kohle sind für unseren Körper Vollkornprodukte. Für ihre Aufschließung braucht der Verdauungsapparat länger, sie sättigen auch anhaltender.

Es ist daher unsinnig, Zucker zu essen, wenn Sie den ganzen Tag gemächlich im Büo sitzen und keine schnelle Energie brauchen. Warum befällt Sie also der unheimlich starke Drang, etwas zu naschen? Wahrscheinlich haben Sie schon seit langem kein ordentliches Vollkornbrot gegessen, das auf Dauer Ihren Kohlehydratbedarf deckt. Dann meldet der Körper Bedarf an, Sie interpretieren das falsch, und schon haben Sie wieder genascht. Morgens, wenn Sie ohnehin Brot essen, braucht der Körper keinen zusätzlichen Zucker. Früchtetee schmeckt ohne Zucker erst richtig gut. Also trinken Sie morgens ungesüßten Tee, und belohnen Sie sich nachmittags mit gezuckertem Kaffee. Sind Sie darüber schon erhaben, dann dürfen sich statt dessen ein kleines Stück Torte gönnen.

Am besten ist, Sie trinken überhaupt keine gesüßten Getränke! Mineralwasser bringt Ihnen keine Zusatzkalorien und „wäscht" Sie von innen. Bekommen Sie Probleme mit dem Kreislauf, wenn Sie ohne kalorienreiche Aufputschmittel auskommen müssen, versuchen Sie es einmal mit einer kalten Dusche morgens. Sie werden staunen!

Die täglich benötigte Menge Kohlehydrate beträgt ca. 5–7 Gramm pro Kilo Körpergewicht, doch es ist sehr schwer, Kohlehydrate in der Nahrung genau festzustellen. Bei Brot und Nudeln ist das sicher kein Problem, sie bestehen zum Großteil aus Kohlehydraten und werden als Kohlehydrat-Nahrungsmittel angesehen. Aber – wie gesagt – nur ein Viertel der Gesamtnahrungsmenge eines Tages soll aus Kohlehydraten bestehen.

Jetzt kommen wir zur untersten Platte des Tafelaufsatzes von Seite 94. Hier können Sie zugreifen, so oft Sie wollen: Essen Sie Obst, möglichst ungeschält, aber gut gewaschen. Essen Sie Frischgemüse, möglichst ungekocht oder nur kurz blanchiert. Auch in Obst und Gemüse sind natürlich Kohlehydrate enthalten, in vollreifem Obst sogar sehr viele. Fruchtzucker wird aber bekanntermaßen vom Körper viel schneller abgebaut, sofort in Energie verwandelt und verbraucht. Außerdem enthalten Obst und Gemüse Ballaststoffe, deren Abtransport den Darmtrakt sehr viel Energie kostet, so daß Sie davon nicht zunehmen, insbesondere, wenn Sie kalorienarme Obstsorten wie Äpfel oder Erdbeeren essen.

Grundsätzlich gilt also: Sie versorgen Ihren Körper täglich mit den lebenswichtigen Nährstoffen
● ungesättigte Fettsäuren (10 Gramm)
● hochwertiges Eiweiß (80 Gramm)
● Kohlehydrate (im Verhältnis 1 : 3 zur Gesamtnahrungsmenge)
Alles, was Sie mehr essen, sollte Rohkost sein.

DAS SOLLTEN SIE AUSSERDEM WISSEN

Alle Nahrungsmittel reagieren mit den Verdauungssäften des Körpers sehr verschieden. Es gibt Nahrungsmittel, die im Körper Säuren bilden, und solche, die Basen bilden. Ein gesunder Körper soll nicht übersäuert sein, sondern leicht basisch.

Wenn Sie Ihre tägliche Nahrung, wie vorgeschlagen, zu mindestens 50 Prozent aus Rohkost zusammensetzen, erreichen Sie dieses Ziel automatisch. Wie Sie auf dem Tafelaufsatz sehen, sind auch Milchprodukte Basenbilder – mit Ausnahme von fettem, hartem Käse.

Vegetarier oder Menschen, die größtenteils vegetarisch leben, haben keine Probleme mit der Übersäuerung, die sich hauptsächlich darin äußert, daß rheumatische Erkrankungen gefördert und verschlimmert werden. Essen Sie ein paar Tage vegetarisch, und Sie werden merken, daß Gelenkschmerzen sich sehr bald reduzieren.

Wenn Sie ständig mit wenig tierischem Eiweiß zu leben lernen, bleiben Ihnen teure Kuren erspart. Insbesondere sind Sie dann kein Anwärter auf die gefürchtete Gicht (Arthritis). Diese schlimmste aller rheumatischen Erkrankungen ist zum Großteil auf Ernährungsfehler – zu üppiges und fleischreiches Essen – zurückzuführen, verbunden mit einem Mangel an Bewegung.

Purine

Sie dürfen allerdings Fleisch und Fisch auch nicht einfach durch Bier ersetzen. Es soll einige Herren geben, die sich damit gern trösten würden. Bier enthält genauso wie Fleisch Purinkörper, und das sind die eigentlichen Gichtauslöser. Diese Purinkörper erzeugen Harnsäure, und vermehrte Harnsäure im Blut führt zu Gichtanfällen. Gewarnt sei vor allem vor größeren Mengen an Innereien, Bries, Fleischextrakt, Fischkonserven, Linsen sowie Tomaten. Weichen Sie daher – wie schon weiter oben empfohlen – so oft wie möglich auf Milchprodukte aus, um Ihren täglichen Eiweißbedarf zu decken.

Da leider auch Getreide Purine enthält, ist der übertriebene Verzehr von Vollkornprodukten auch nicht immer unproblematisch. 300 Gramm Vollkornbrot enthalten genausoviel Purine wie 100 Gramm Leber. So haben Sie also eine gute Entschuldigung, wenn Sie – Vollwertkost hin oder her – manchmal ein Brötchen verspeisen: Es enthält, weil aus Weißmehl, keine Purine.

Vitamine

Wenn Sie, wie angeraten, frisches Obst und Gemüse zum Hauptbestandteil Ihrer Nahrung machen, ist Vitaminmangel im allgemeinen nicht zu befürchten. Der Vorteil bei Vitaminaufnahme durch die Nahrung anstatt durch Vitaminpräparate ist auch, daß es nicht zu gesundheitsschädlichen Vitaminüberschüssen kommen kann. Nehmen Sie Vitaminpräparate jedenfalls nur nach Absprache mit Ihrem Arzt, und halten Sie sich genau an die Dosierungsvorschriften.

Auch beim Essen gilt, was für die Gymnastik im Alltag vorgeschlagen wurde: Ändern Sie Ihre Gewohnheit nach und nach. Mal hier, mal da ein gedankenlos verwendetes Nahrungsmittel austauschen und durch ein gesünderes ersetzen, bringt auf lange Sicht mehr als eine radikale Umstellung der Kost, die Sie dann möglicherweise nicht durchhalten. Zum Beispiel bereichert es Ihren Speiseplan, wenn Sie immer öfter Rezepte mit Naturreis ausprobieren, anstatt ausschließlich geschälten (weißen) Reis zu essen.

Wichtig ist vor allem, daß Sie Lust und Freude am Leben haben und sich selber mögen. Ein paar Pfunde zuviel spielen keine Rolle, wenn man sie mit Selbstbewußtsein trägt und sich wohl dabei fühlt. Jeder Mensch hat nun einmal – schon was den Knochenbau betrifft – eine ererbte Statur. Bemühen Sie sich um *Ihren* Idealkörper und nicht um den eines anderen. Models, die Sie in den Zeitungen sehen, sind mitunter nur auf dem Foto schön. Ein gesunder Körper sieht immer gut aus. Und damit schließt sich der Kreis: Ein gesunder, schöner Körper gibt Lebensfreude, und das soll – vor allem – Ihr Ziel sein.

TEIL III
ALLES, WAS IHRER WIRBELSÄULE HILFT

DAS KÖNNEN SIE SONST NOCH TUN

Wir können unsere Entwicklung nicht zurückdrehen, nicht wieder jagend und fallenstellend durch die Wälder ziehen wie vor 10.000 Jahren. Aber wir können mehr Bewegung in unser modernes Leben bringen, wo immer wir sind und was immer wir tun. Wenn Sie das versuchen – Sie sollten dabei auch das Liebesleben nicht vergessen –, sind Sie aktiver und gesünder bis ins hohe Alter.

Wichtig dabei ist auch Optimismus und der Wille, gesund zu sein. „Krankheit bedeutet, falsch zu denken", lautet ein chinesisches Sprichwort. Dieser Ausspruch gilt besonders für Probleme mit dem Bewegungsapparat, da kaum andere Krankheiten so sehr in Wechselwirkung mit der menschlichen Psyche treten wie rheumatische Beschwerden. Streß und Kummer verschlimmern Schmerzen und fördern Verspannungen, die wiederum die Schmerzspirale ankurbeln.

Wenn Sie sich also krank fühlen, haben Sie wahrscheinlich auch „falsch gedacht". Versuchen Sie, die positiven Seiten Ihres Lebens zu sehen und zu genießen. Befassen Sie sich rechtzeitig mit Ihrem Körper, und wenn Sie schon in Behandlung sind, seien Sie ein mündiger Patient: Verlangen Sie von Ihrem Arzt Aufklärung und nicht das erstbeste Medikament, um Schmerzen oberflächlich zu betäuben.

Ein kleiner Überblick über aktuelle Behandlungsmethoden zeigt Ihnen, welche Möglichkeiten es gibt, die Folgen bereits bestehender Schäden zu minimieren:

- Akupunktur
- Ohrakupunktur
- Entspannungstechniken (z. B. autogenes Training)
- Akupressur
- Homöopathie
- Physiotherapie
- Medikamente
- Operationen
- Andere Methoden

AKUPUNKTUR

Die Akupunktur hat heute einen bedeutenden Stellenwert in der unterstützenden Therapie zur Behandlung von Wirbelsäulenerkrankungen, wobei einschränkend erwähnt werden muß, daß sie nur bei *funktionellen* Störungen hilfreich ist. Das heißt – vereinfacht ausgedrückt –, daß Störungen, die die Substanz des Körpers betreffen, durch Akupunktur nicht wiedergutzumachen sind. Liegt jedoch nur eine funktionelle Störung, also keine Gewebeschädigung vor (zum Beispiel Verspannungen, örtliche Durchblutungsstörungen oder auch eine Ansammlung von Abbauprodukten), so wird diese Behandlungsmethode in vielen Fällen erfolgreich sein. Oft ist sie auch – wenn vom Arzt empfohlen – als Einzeltherapie durchführbar.

Die Akupunktur selbst ist eine der ältesten systematischen Heilmethoden der Menschheit. Sie wurde vor ca. 4000 Jahren in China erstmals angewandt, wobei die damalige Technik noch sehr zu wünschen übrig ließ. Verwendet wurden über dem Feuer erhitzte Holzspäne, die man dem Patienten in die schmerzenden Punkte trieb! Aber schon mit dieser Methode wurden Erfolge erzielt.

Diese Erfolge veranlaßten die chinesischen Ärzte, weitere Punkte zu suchen und in der Folge ein komplexes Meridianmuster zu erstellen. Diese Meridiane sind gedachte Linien auf dem Körper, die auch zueinander in gewissen Beziehungen stehen. Insgesamt gibt es zwölf solcher Meridiane, auf denen die Punkte sozusagen aufgefädelt sind. Jeder dieser Linien ist ein Organ des Körpers zugeordnet. Versteht man es nun, die bei Krankheit entstehenden Differenzen innerhalb dieses Systems auszugleichen, stellt sich ein Heilerfolg ein. Wohlgemerkt nur dann, wenn vom Fachmann vorher die richtige Diagnose gestellt wurde.

Man könnte die Akupunktur im weitesten Sinn als Therapie des energetischen Schemas des Körpers verstehen. Die konventionelle Medizin sieht Akupunktur vereinfacht als Reflextherapie. Wie auch immer man darüber denken mag: Ihre Wirkung ist in vielen medizinischen Zentren unumstritten und gehört zu den am meisten angewandten therapeutischen Methoden – auch der westlichen Welt.

Weitere Indikationen der Akupunktur sind, neben den bereits erwähnten funktionellen generellen Störungen des Bewegungsapparates, verschiedene Kopfschmerzarten (zum Beispiel Migräne), Neuralgien, Anfallskrankheiten, Schlafstörungen, Erschöpfung und Konzentrationsschwäche, Frauenleiden, psychische Störungen, die große Gruppe der Magen- und Darmstörungen, sämtliche vegetativ bedingten Beschwerden, Asthma bronchiale und vieles mehr.

Voraussetzung für die Behandlung von Störungen des Bewegungsapparates durch Akupunktur ist, wie bereits erwähnt, daß keine irreversible Schädigung des Körpers, insbesondere seiner geweblichen Struktur, vorliegt.

Da die Ohrakupunktur nicht immer zusätzlich zur üblicherweise angewandten Körperakupunktur angewandt wird, soll sie im nächsten Abschnitt extra besprochen werden.

OHRAKUPUNKTUR

Da die Ohrakupunktur bei Patienten, welche mit der allgemeinen Körpermethode behandelt werden, oft vernachlässigt wird, aber bei einem großen Spektrum von Krankheiten Erleichterung bringt, noch einige Bemerkungen dazu:

Die Ohrakupunktur dient nur zu einem kleinen Teil zur Behandlung von Erkrankungen des Ohres. Eigentlich können alle Krankheiten, bei denen Akupunktur hilft, auch durch Reizung mittels Nadeln an der Ohrmuschel behandelt werden. Dies gilt nicht nur für therapeutische Zwecke, sondern auch für akute Schmerzbehandlung.

Bekannt wurde diese Methode ebenfalls in China, von wo aus sie in die ganze Welt gelangte. Davon unabhängig wurde sie von dem französischen Arzt Paul Nogier in unserem Jahrhundert wieder- und neuentdeckt und erweitert. Mehr als hundert Punkte am Ohr kennt und verwendet man heute bei verschiedenster Indikationsstellung.

Das Denkmodell besteht in einem auf dem Kopf stehenden Embryo, welchen man sich ins Ohr projiziert vorstellen muß (siehe Skizze).

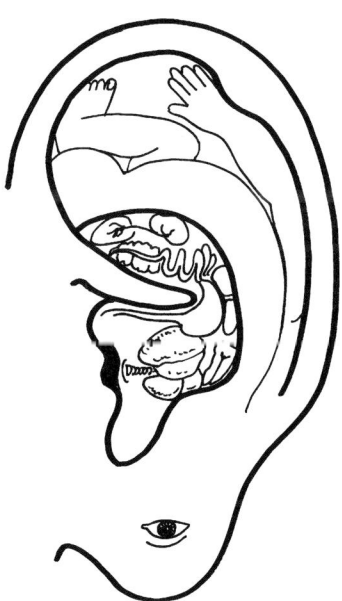

Die Behandlung am Ohr erfolgt durch den erfahrenen Arzt, sei es parallel zur Körperbehandlung, sei es als Einzeltherapie. Gereizt wird mit Nadeln, aber auch mit aufklebbaren Metallkügelchen zur selbständigen Dauer- und Intervallstimulation. Hervorragend geeignet ist diese Therapie zur Dauerbehandlung, wobei kleinste Nadeln wie Minireißnägel tagelang am Ohr haften bleiben. Durch diese Dauerstimulation wird in kürzester Zeit ein optimales Behandlungsergebnis erreicht.

Natürlich ist das Ohr nicht die einzige reflexogene Zone des menschlichen Körpers. Denken wir bloß einmal an unsere Fußsohlen und an die Fußreflexzonenmassage. Weitere Zonen solcher reflexogener Tätigkeiten finden sich selbstverständlich auch an den Händen, an Armen und Beinen, im Gesicht und sogar in der Nase um die Nasenmuscheln herum. Daß letztere einer Druck- oder Nadeltherapie nicht zugänglich sind, versteht sich wohl von selbst.

AKUPRESSUR

Diese Methode stellt im allgemeinen keinen wesentlichen Unterschied zu den anderen chinesischen Reiztherapien dar. Der große Vorteil liegt in der Tatsache, daß Akupressur von jedermann erlernbar und in jedem Fall sofort durchführbar ist, gleichgültig, ob Sie den Hexenschuß Ihrer Frau oder den lädierten Knöchel Ihres Sohnes nach dem Fußballspiel behandeln wollen. Wichtig ist es, eine gewisse Auswahl an Punkten zu kennen, die im gegebenen Fall wesentlich sind. Diese Kenntnis zu erlangen ist nicht schwierig, da man nicht in den sehr komplizierten Mustern der chinesischen Akupunktur denken muß, sondern nur ein paar ausgesuchte Tricks der reflexogenen Komponente nachahmt.

Der Nachteil oder die Unterlegenheit gegenüber der üblichen Nadelform ist nur die Einschränkung, komplizierte Therapieprogramme nicht erstellen zu können, und die Tatsache, daß durch die geringere Reizintensität geringere therapeutische Erfolge erzielt werden.

Positiv sind die vielen spontanen Erste-Hilfe-Aktionen, von denen man hört und die mitunter einen arg verpatzten Urlaub retten können, denn auch unser Achsenorgan, die Wirbelsäule, ist dieser sanften Therapie der heilenden Hände sehr zugänglich.

ENTSPANNUNGSTECHNIKEN

Wer sich über das Unterbewußtsein an die somatisierten (auf den körperlichen Bereich übergreifenden) Probleme heranmacht, dem muß viel Ausdauer und Geduld beschieden sein, hat er sich doch der Hohen Schule der Problembewältigung aus eigener Kraft verschrieben. Nichts ist mühsamer, als sich selbst auf den Weg zu machen und aus eigenem, ganz allein zu einem positiven Ergebnis zu kommen.

Wenn man allerdings den richtigen Weg gefunden hat, so ist man nicht nur von einem körperlichen oder psychischen Problem erlöst, nein, man verfügt vielmehr über einen kostbaren Schatz: das Rezept, *alle* anfallenden Aufgaben und Probleme leichter lösen zu können und höchst selten in Panik zu geraten.

Wovon sprechen wir? Entspannungstechniken gibt es, seit es erweitertes Bewußtsein und Schulen gibt. Schon die Griechen haben in ihren Lehren der Entspannung einen besonderen Platz eingeräumt.

Manche Menschen haben für Entspannung eine besondere Begabung, manche weniger – gänzlich Untalentierte gibt es nicht. Die Begabten wissen oft nichts von ihren Fähigkeiten. Ebensowenig wie jemand, der in der Sandwüste aufwächst, Eistanzweltmeister werden kann, so kann auch eine Begabung für eine der vielen Entspannungstechniken nie erkannt werden, wenn sie nie probiert wurde. Dazu kommt, daß die meisten Menschen zwar begabt sind, sich aber nie ihrem Talent, der Kunst der Entspannung, widmen.

Wie kann man Entspannung erlernen, und was bringt es, werden viele fragen. Nun, der zweite Teil der Frage ist kurz beantwortet: Der Einfluß der verschiedenen Entspannungstechniken auf das vegetative Nervensystem ist nicht ganz geklärt.

Man weiß jedoch durch Hunderte Beispiele und Forschungsarbeiten, daß diese Beeinflussung sehr stark ist. Selbstverständlich gibt es auch negative Beispiele für die Kraft der Vorstellung auf das Leben und den Körper des Menschen.

Bekannt ist, daß der Bruch oder Bann eines Zaubers bei Naturvölkern oft eine dramatische Wendung im Leben des unmittelbar Betroffenen zur Folge hatte. Manchmal war sogar der Tod im Spiel – allein durch die Kraft der Vorstellung!

Diesen Einfluß können wir natürlich auch im Positiven nützen, indem wir uns eine Taktik zurechtlegen, die uns so weit an das Unterbewußte heranbringt, daß wir unsere Wünsche direkt und ohne Umweg an seine Adresse bringen können.

Taktiken gibt es viele:
- autogenes Training,
- progressive Muskelentspannung (im angloamerikanischen Raum),
- Mentaltraining,
- Yoga,
- Farbtherapie,

um nur einige berühmte Methoden zu nennen. Bücher und Kurse zum Kennenlernen werden in Vielzahl angeboten. Bleiben sollte man bei einer Methode, nämlich bei jener, für die man sich schließlich entscheidet und die man beherrscht. Der Entspannung ist es letztlich egal, wie sie erreicht wird.

HOMÖOPATHIE

Homöopathie im Kampf gegen Ihre Wirbelsäulenbeschwerden? Warum nicht?

Hier empfiehlt sich wieder die alte Regel: Lassen Sie von Ihrem Hausarzt oder von einem Spezialisten abklären, ob noch kein substantieller Schaden an knöchernen Bestandteilen des Skelettes bzw. an Nervenstrukturen vorliegt. Ist dies nicht der Fall, so ist auch die Homöpathie eine Möglichkeit, die unterstützend oder in manchen Fällen als Monotherapie eine geeignete Lösung Ihres Problems sein könnte.

Was ist Homöopathie überhaupt?

Nun, man könnte sie wohl unter die Regulationstherapien reihen. Das Prinzip ist ganz einfach, aber auch erstaunlich. Man geht davon aus, daß es innerhalb der natürlichen Umwelt immer wieder Dinge (Pflanzen, Tiere und Mineralien) gibt, welche einander gleichen und der Natur eines bestimmten Menschen ähneln.

Schwefel zum Beispiel kann man nicht nur physikalisch in seiner amorphen Struktur sehen, man kann ihn auch anhand seiner Interaktionen mit anderen Umweltstoffen definieren. Gewissermaßen ist er also auch mit einer individuellen psychologischen Eigenart eines Menschen vergleichbar.

Der große Seelenforscher C. G. Jung hat sich mit diesem Phänomen auch beschäftigt und in seinem Buch „Essays über Psyche und Substanz" die Lehre Samuel Hahnemanns, des Erfinders der Homöopathie, untermauert.

Jung beschreibt das „Temperament" des Phosphors oder das „Aussehen" von Kaliumjodid oder das „Benehmen" von Magnesium. Wozu das alles? Nun, ganz einfach: Wird der Patient krank, ist er nach Hahnemanns Auffassung nicht mehr „heil", nicht mehr „ganz". Schließlich fragt der Arzt den Patienten: „Was fehlt Ihnen?"

Dies hat sich Samuel Hahnemann zu Herzen genommen und in der Natur nach Pflanzen, Metallen, Mineralien, Tieren und verschiedenen Giften gesucht, die dem Patienten quasi ähnlich waren.

Diese Stoffe hat er in aufwendigen Verdünnungen potenziert und sie den Kranken verabreicht. Er mußte dabei sehr genau vorgehen, da die Menschen sehr verschieden sind und es natürlich auch sehr viele voneinander verschiedene Stoffe in der Natur gibt. Aber der Erfolg gab ihm recht, und seine Heilmethode hat Millionen Anhänger in aller Welt gefunden. In vielen Universitäten Europas gibt es nun schon Lehrstühle für Homöopathie, eine der Parademethoden der Ganzheitsmedizin.

Ärzte, die diese Sparte der Medizin ausüben, werden mittlerweile hervorragend ausgebildet und müssen sich mit dieser Methode sechs Jahre beschäftigen, um ein Diplom zu erlangen.

Eine erstmalige Unterredung bzw. Ordination dauert oft lange, hat doch der gewissenhafte Homöopath eine schwierige Aufgabe zu bewältigen, will er Sie nach klassischem Muster behandeln.

Wundern Sie sich also nicht, wenn er Ihnen für Magenschmerzen und Kopfbrummen mitunter nur ein einziges Mittel verschreibt und Sie vielleicht noch fragt, ob sie lieber in den Bergen oder am Meer sind. Genausogut könnte er Sie fragen, ob Sie sich mit Ihrer Krawatte nicht wohl fühlen oder ob Sie oft reizbar sind. Auch wenn sie meinen, nur wegen Ihrer lästigen Rückenschmerzen gekommen zu sein, dürfen Sie nicht vergessen – dieser Arzt behandelt sie *ganzheitlich*.

PHYSIOTHERAPIE

Physiotherapie ist ein Begriff, der oft falsch interpretiert wird. Konkret stellt sie ein breites Spektrum von Behandlungsformen dar, von der Anwendung gewisser Kunstgriffe (im wahrsten Sinne des Wortes) bis zum Einsatz von natürlichen Mitteln wie Wasser, Wärme, Kälte, Licht, Luft und elektromagnetische Wellen in all ihrer Vielfalt. Die Behandlung mit ionisierenden (radioaktiven) Strahlen gehört nicht zur Physiotherapie.

Damit Sie sich besser vorstellen können, auf welche Weise die Wirbelsäule behandelt wird, einige Beispiele:

Hydrotherapie
Kälteanwendungen mit Wasser sind nur bei vorher aufgewärmtem Körper zu verabreichen. Auch übertriebene Heißanwendungen wie etwa der Blitzguß sind ungeeignet. Alle Wechselanwendungen sollten immer mit einer Kaltanwendung abschließen. Hydrotherapeutische Maßnahmen bewirken nicht nur eine lokale, sondern auch eine vegetative Umstimmungsreaktion.

Infrarot- und Rotlichtbestrahlung
Die Wärme dringt ca. 1,5 Millimeter tief, nimmt aber trotzdem Einfluß auf die Gefäße. Die Skelettmuskulatur wird entspannt und durchblutet.

Dampfdusche
Sie wirkt an der Oberfläche durchblutend und auf die Muskulatur reflektorisch entspannend.

Warmpackungen
Die Eindringtiefe solcher Packungen ist ca. 1–2 Zentimeter. Die Wirkung selbst ist durchblutend, stoffwechselsteigernd, entspannend, schmerzstillend und auch reflektorisch. Der Patient soll während dieser Behandlung jedenfalls so gelagert werden, daß er völlig schmerzfrei ist.

Kryotherapie
Die Kälteanwendung hängt in Form und Anwendungsdauer im wesentlichen vom Krankheitsgeschehen ab.

Die Möglichkeiten sind: Eispackung, Eisabreibung, Eishandtuch, flüssiger Stickstoff und ähnliches. Kryotherapie wirkt entspannend und schmerzlindernd.

Elektrotherapie
Die Elektrotherapie ist eine der bekanntesten physiotherapeutischen Möglichkeiten. Als Beispiel soll hier der galvanische Strom genannt werden. Dieser wirkt schmerzstillend, tonusregulierend, stoffwechselsteigernd, und er erhöht den zellulären Energieaustausch. Der Pluspol wird immer auf die schmerzende Stelle gelegt. Durch ihn werden schmerzauslösende Stoffe mit der gleichen elektrischen Ladung aus dem Schmerzgebiet ausgetrieben.

Ultraschall
Der Ultraschall ist als Mechanotherapie zu verstehen, er wirkt durch Druck und Sog und ist eigentlich nicht mit der üblichen Massage zu vergleichen. Bei festeren Geweben kommt es durch Aufnahmevorgänge zu einer Wärmewirkung. Ultraschall kann auch gemeinsam mit Ultrareizstrom und anderen Stromverfahren angewandt werden. Bei diesen Simultanverfahren wird die Wirkung der Elektrotherapie wegen der kurzen Anwendungszeit jedoch herabgesetzt. Der Ultraschall wird sowohl bei akuten als auch bei chronischen Leiden angewandt.

Kurzwellentherapie
Diese Methode wird nur mehr selten als Elektro- und Magnetfeldapplikation angewandt.

Dezimeterwelle
Die Dezimeterwellen haben eine starke Tiefenwirkung, werden aber selten benutzt.

Mikrowelle
Durch die starke Oberflächenwirkung der Mikrowellen entsteht ein intensives Wärmegefühl.

Die Therapie kann jedoch bei Implantaten, metallischen Einschlüssen und bei falscher Einstellung des Therapiefeldes versagen.

Massage
Es gibt eine Vielzahl von Massagetechniken, etwa die Unterwasser-Druckstrahlmassage, die manuelle Lymphdrainage, die Saugglocken- oder Schröpfmassage und die Traktionsbehandlung.

Grifftechnik, Grifffolgen und Intensität müssen auf das Krankheitsgeschehen abgestimmt werden. Die Wirkung ist durchblutend, schmerzlindernd, muskelentspannend und stoffwechselsteigernd. Die schmerzfreie Lagerung des Patienten ist für den Behandlungserfolg sehr wichtig.

Bindegewebs-, Segment-, Reflexzonen- und Beinhautmassage wirken reflektorisch auf innere Organe.

Bewegungstherapie
Auf die Bewegungstherapie braucht nicht weiter eingegangen zu werden. Sie sollte *immer* mit anderen Therapieformen kombiniert werden, um einen optimalen Behandlungserfolg zu sichern. Im Idealfall vermittelt speziell geschultes Personal jene Bewegungsübungen, die auf die individuell oft sehr verschiedenen Krankheitsbilder abgestimmt sind.

Die Physiotherapie stellt eine der Hauptbehandlungsmethoden bei Wirbelsäulenerkrankungen dar, deren Spektrum größer ist, als man im allgemeinen annimmt. Ein Behandlungserfolg stellt sich jedoch meist erst nach Wochen ein, weshalb die Therapie oft vorzeitig und zu Unrecht abgebrochen wird. Regelmäßige Anwendungen werden aber meist durch einen Langzeiterfolg belohnt.

MEDIKAMENTE

Medikamente zu empfehlen hieße, sich in den Kompetenzbereich Ihres Arztes einzumischen, und das ist nicht nur unseriös, sondern auch grob fahrlässig. Die Wahl des besten Medikamentes für Sie ist nur nach gründlich erfolgter Diagnosestellung möglich.

Warum ist eine genaue Diagnose so wichtig? Ist es bei Schmerzen nicht gleichgültig, welche Tabletten man schluckt? Ganz und gar nicht! Aufgrund der verschiedenen Wirkmuster der diversen Präparate ist es immens wichtig zu wissen, welche Krankheit man behandelt. Die meisten Arzneimittel sind so hochpotent und spezifisch wirksam, daß man genau wissen muß, in welcher Dosierung und bei welchen Beschwerden sie einzunehmen sind, da sich sonst nur die Nebenwirkungen entfalten, der Sinn der Einnahme aber nicht zu ersehen ist.

Apropos Nebenwirkungen: *Alle* Medikamente haben Nebenwirkungen, unerwünschte Begleiteffekte, die in den Beipacktexten aufgelistet sind. Diese Texte müssen aufgrund gesetzlicher Bestimmungen sehr genau abgefaßt werden. Was auf der einen Seite das Heil des Menschen ist, ist auf der anderen sein Fluch, denn die Ausführlichkeit der Beipacktexte verwirrt den Patienten nicht nur, sie verängstigt und verunsichert ihn auch. Hier ist die Rücksprache mit dem Arzt ihres Vertrauens angebracht. Er klärt sie darüber auf, mit welchen der aufgezählten Komplikationen Sie rechnen müssen. Meist bleibt dann von der vermeintlichen Gefährlichkeit nicht viel übrig, und Sie brauchen keine Angst zu haben, das benötigte Medikament zu schlucken.

Manchmal kann es aber doch sein, daß gewisse Nebenwirkungen, zum Beispiel für Ihren Magen, nicht ausbleiben können. Hier ist der Arzt aber oft in der Lage, diese zu mildern oder sie durch sinnvolle Kombinationen mit anderen Medikamenten zu verhindern. Sind unerwünschte Nebeneffekte nicht zu vermeiden, kann man das Medikament auswechseln oder die Einnahme zeitlich so begrenzen, daß es zu keiner weiteren Schädigung Ihres Körpers bzw. eines seiner Organe kommt.

Die einzelnen Kombinationsmöglichkeiten und Wirkungsweisen gängiger Medikamente würden den Rahmen des Buches sprengen. Deshalb nur ein paar Tips:
- Lesen Sie den Beipacktext des Medikamentes genau durch.
- Wenn es Unklarheiten gibt, fragen Sie Ihren Arzt, aber beenden Sie niemals eigenständig Ihre Therapie.
- Ist Ihr Arzt nicht erreichbar, und handelt es sich um eine schwere Unverträglichkeit, wenden Sie sich an seine Vertretung oder an die Notdienste.
- Halten Sie sich bitte an die vom Arzt vorgegebenen Einnahmezeiten.
- Halten Sie sich an den Einnahmemodus (zum Beispiel vor/nach dem Essen).
- Vergessen Sie bei längeren Ausflügen nie eine Reservepackung des Arzneimittels.
- Sollten Sie sich – verständlicherweise – die Namen der Medikamente, die sie einnehmen, nicht merken, so schreiben Sie diese *genau* (inklusive Dosierung) auf einen Zettel, den sie immer bei sich führen.
- Bei einem Arztbesuch zeigen Sie diese Liste, so daß der Arzt bei neu zu verschreibenden Medikamenten unerwünschte Wechselwirkungen ausschließen kann.

Außerdem weiß der Arzt, wenn Sie zum Beispiel nach einem Unfall bewußtlos in ein Krankenhaus eingeliefert werden, welche Dauermedikamentation bei Ihnen vorliegt, und kann sich danach richten.

OPERATIONEN

Es gibt nur drei Gründe für eine Operation:
- eine im bildgebenden Verfahren bewiesene Schädigung der Nervenstrukturen oder knöcherne Veränderungen bzw. Bandscheibendefekte;
- eine deutlich behindernde Lähmung, die durch einen Engriff rückgängig gemacht werden könnte;
- der ausdrückliche Wunsch des Patienten bei therapeutisch nicht beherrschbaren Schmerzen.

Eine Operation ist also nur zu genauestens definierten Bedingungen zulässig, und im Normalfall wird darüber von einem aus mehreren Ärzten bestehenden Team – immer nach Rücksprache mit dem Patienten – entschieden.

So weit müßte es in den meisten Fällen aber gar nicht kommen, wenn man der Wirbelsäule mehr Beachtung und ein wenig Rücksicht schenkt.

ANDERE METHODEN

In den letzten Jahren haben sich immer mehr therapeutische Techniken zur Behandlung von verschiedensten Krankheitsbildern durchgesetzt. In ihrer Vielzahl sind sie für den einzelnen nicht mehr überschaubar und in ihrer individuellen Wirksamkeit nicht mehr eindeutig klassifizierbar – was dem einen hilft, kann für den anderen wirkungslos sein.

In unserem Buch ist eine bedeutende Zahl an Therapien nicht erwähnt worden, um einerseits den Überblick nicht zu gefährden und andererseits auch nicht den Rahmen zu sprengen. Trotzdem noch kurz ein letzter Blick:

Shiatzu ist eine Möglichkeit, über Selbstmassage Verspannungen der Rückenmuskulatur zu beheben. Wer diese Methode beherrscht, kann sich in verblüffend kurzer Zeit selbst effizient helfen.

Licht- und Farbtherapie könnte für Sie die Lösung eines Problemes sein. Die tiefgreifende Wirkung des Lichts, der Dunkelheit und der Farben hat der Mensch schon früh erkannt. Neuere Forschungen auf dem Gebiet der Neurologie ergaben eine Wirkung des Lichts auf Hypothalamus und Hypophyse, quasi das Herz des Gehirns. So wird zum Beispiel Rotlicht schon erfolgreich im Kampf gegen die Migräne eingesetzt.

Schröpfen wurde schon im Abschnitt Physiotherapie angesprochen. Es werden dafür irdene, metallene oder gläserne Glocken verwendet. Diese werden als Saugnäpfe an die Haut gesetzt, so daß Blutergüsse entstehen. Das Hauptanwendungsgebiet für die trockene Schröpfung ist die Behandlung von Muskelverspannungen am Rücken bis hinauf zum Nacken, was eine Entlastung der Wirbelsäule bewirkt.

Heilfasten, zum Beispiel nach *Mayr,* wobei es nicht um gnadenlose Auszehrung des Körpers geht, sondern um gezielte Entgiftung durch ein spezielles Darmreinigungsprogramm. Gut geeignet für gesunde Personen mit leichten Rückenschmerzen bei bestehendem Bauchansatz.

WAS TUN BEI AKUTEN RÜCKENPROBLEMEN?

Gestatten Sie mir abschließend noch einige Bemerkungen, wie man Wirbelsäulenschäden erkennt, und was im Akutfall zu tun ist.

Oberstes Gebot ist immer, nicht in Panik zu geraten – immer ruhig Blut!

Wird bei einem Sturz der Wirbelsäulenbereich in Mitleidenschaft gezogen oder erfolgt ein schwerer Schlag auf die Wirbelsäule, suchen Sie bitte sofort einen Arzt oder ein Krankenhaus auf. Dort wird man mittels Röntgen feststellen, ob Ihre Wirbelsäule Schaden genommen hat, und die notwendigen Schritte einleiten.

Schmerzen im Wirbelsäulenbereich, die ohne einen vorhergegangenen Sturz oder Schlag auftreten, sind meist harmlos, können aber trotzdem eine ernstzunehmende Warnung sein. Häufig sind sie die Folge chronischer Überbelastung und Fehlhaltung, die sich in einem Schmerzausbruch äußert. Sprechen Sie mit ihrem Arzt! Solche Probleme lassen sich oft durch konsequentes Training der Rückenmuskulatur beheben. Manchmal ist auch eine Physiotherapie nötig und/oder eine alternative Heilmethode angezeigt. Dies sollte am besten Ihr Arzt entscheiden, den Sie rechtzeitig konsultieren sollten (auch bei – wie Sie vielleicht meinen – kleinen Problemen).

Nehmen Sie bei akuten Schmerzen nie irgendein schmerzstillendes Medikament ein, sondern rufen Sie den Arzt. Sie erschweren ihm die Diagnose, wenn Sie den Schmerz in Eigenregie betäuben. Wenn der Schmerz gar nicht mehr auszuhalten ist, wird der Arzt Ihnen zusätzlich Medikamente verschreiben, die durchblutungsfördernd, entzündungshemmend und muskelentspannend wirken. Selbstverständlich wird parallel dazu ein Programm zum Muskeltraining eingeleitet werden, um die Dauer der Medikamenteneinnahme möglichst kurz halten zu können.

Wenn sich Gefühlsstörungen in Armen und Beinen oder im Rumpf eingestellt haben, ist die Sache schon ein bißchen dringlicher: Gehen Sie so schnell wie möglich zum Arzt! Es besteht der

Verdacht einer entzündlichen und/oder mechanischen Schädigung zentraler oder peripherer Nervenstrukturen. In diesem Fall wird es nötig sein, daß sich der Arzt mit Hilfe eines bildgebenden Verfahrens (zum Beispiel Röntgen) über das Ausmaß einer möglichen Schädigung orientiert.

Auch hier ist es angezeigt, vorerst ruhig Blut zu bewahren und die Befunde abzuwarten. Ihr Arzt kann Sie dann umgehend beraten oder Sie einem Spezialisten zuweisen, der Sie weiterbehandelt.

Es würde den Rahmen dieses Buches sprengen, wollte man all die mannigfaltigen Erkrankungen der Wirbelsäule und ihre Erkennungsmerkmale beschreiben und erklären.

Wichtig ist, daß man auch beim geringsten Verdacht rechtzeitig einen Arzt des Vertrauens aufsucht. Die Probleme sind meist harmloser Natur – also keine Angst! –, jedoch muß dies in einer sorgfältigen Untersuchung bestätigt werden.

DIE AUTOREN

Traute Molik-Riemer, geboren in Kiel, lebt seit vielen Jahren als selbständige Werbegrafikerin in Wien. Selbst von Rückenschmerzen betroffen, hat sie sich jahrelang mit den Möglichkeiten zur Vorbeugung und Behebung von Rückenproblemen beschäftigt.

Dr. med. Alexander Sattler ist Facharzt für Neurologie und Leiter der Ambulanz für Bewegungsstörungen an einem großen Wiener Krankenhaus. Er hat Frau Molik-Riemer fachlich beraten und den dritten Teil dieses Buches – den Überblick über aktuelle Behandlungsmethoden – verfaßt.

Gesundheit kann man lesen

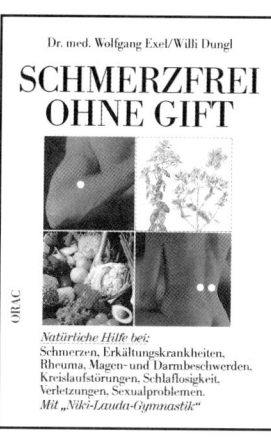

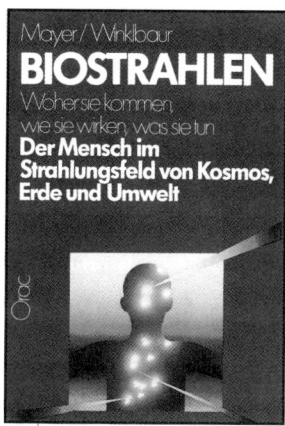

Dr. med. Wolfgang Exel/Willi Dungl
Schmerzfrei ohne Gift
Ein praktisches Nachschlagewerk, das eine Fülle natürlicher Hausmittel gegen allerlei Schmerzen empfiehlt.
316 Seiten, zahlreiche Abbildungen

Hans Mayer/Günter Winkelbaur
Biostrahlen
Potentielle Gefahren für unsere Gesundheit. Dieses Standardbuch unterrichtet umfassend über den Problemkreis und unsere Möglichkeiten.
208 Seiten, zahlreiche Abbildungen

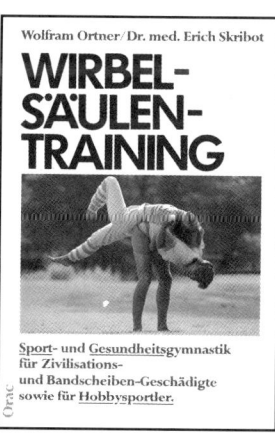

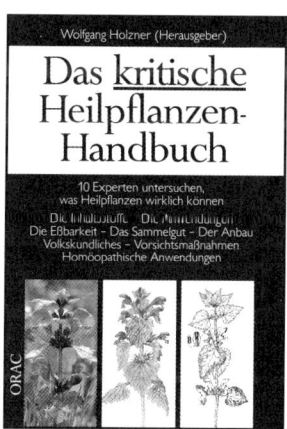

Wolfram Ortner/Dr. med. Erich Skrbot
Wirbelsäulen-Training
Das praktische Trainingsprogramm für alle, die Wirbelsäulen- und Rückenprobleme haben. Sämtliche Übungen sind im Bild dargestellt.
316 Seiten, zahlreiche SW-Fotos

Wolfgang Holzner (Hrsg.)
Das kritische Heilpflanzen-Handbuch
Experten berichten über Anwendungen, Eßbarkeit, Anbau und homöopatische Nutzung von Heilpflanzen.
296 Seiten, zahlreiche SW-Abb.